重新定义健康产业

罗 军 著

电子工业出版社
Publishing House of Electronics Industry
北京·BEIJING

内 容 简 介

随着人工智能、机器人、3D打印、可穿戴等新兴技术的不断发展,健康产业全要素市场悄然形成,健康产业不再只是医院和药品的关系。健康产业从主动健康和被动健康两个层面分别向前后衍生,将创造庞大的产业集群。主动健康需要良好的生活规律、生活方式、健康饮食和绿色食品,被动健康需要良好的医疗水平和方便的社区医疗、康复医疗。无论是主动健康,还是被动健康,都需要高新科技的强大支撑,才能确保为人们提供高质量的健康生活。

未经许可,不得以任何方式复制或抄袭本书之部分或全部内容。
版权所有,侵权必究。

图书在版编目(CIP)数据

重新定义健康产业 / 罗军著. —北京:电子工业出版社,2020.1
ISBN 978-7-121-37501-9

Ⅰ.①重⋯ Ⅱ.①罗⋯ Ⅲ.①医疗保健事业-产业发展-研究-中国 Ⅳ.①R199.2

中国版本图书馆 CIP 数据核字(2019)第 216451 号

责任编辑:徐蔷薇　　文字编辑:崔　彤
印　　刷:北京虎彩文化传播有限公司
装　　订:北京虎彩文化传播有限公司
出版发行:电子工业出版社
　　　　　北京市海淀区万寿路 173 信箱　　邮编:100036
开　　本:720×1 000　1/16　印张:14.75　字数:175 千字
版　　次:2020 年 1 月第 1 版
印　　次:2020 年 12 月第 3 次印刷
定　　价:68.00 元

凡所购买电子工业出版社图书有缺损问题,请向购买书店调换。若书店售缺,请与本社发行部联系,联系及邮购电话:(010)88254888,88258888。
质量投诉请发邮件至 zlts@phei.com.cn,盗版侵权举报请发邮件至 dbqq@phei.com.cn。
本书咨询联系方式:(010)88254538,xuqw@phei.com.cn。

前言
FOREWORD

每个人都去过医院、看过医生、吃过药,都不同程度地遭受过病痛的折磨;每个人都梦想着如何不生病,如何健康长寿。

每个人都有一个梦想,那就是健康,希望父母健健康康,希望子女健康成长,也希望自己没病没痛。

每个人都注重健康,也关心健康。从多走路多锻炼,早睡早起身体好,多吃蔬菜水果,多吃清淡食物,多喝热水,到每年体检,有病及时就医,可以说每个人都生活得小心翼翼,因为我们不知道什么时候生病,生什么病。

我们经常听说,某某体检时一切正常,可刚过半年,就得了直肠癌、肺癌了,而且还是晚期……。由此,人们也常嘀咕:这体检也不准啊……

也有人从不检查身体。不是他不重视健康,而是他害怕检查出什么毛病，反而影响情绪，加重心理负担。有很多这样的案例，平常不检查，也没有发现身体有什么不舒服，当然也就不知道有什么病，日子过得很舒服很开心。可是转折就在于检查出问题了，心情一落千丈，从此一蹶不振。

大家都说喝酒伤身体，身体会出大问题。可是偏偏就有那么一些人早上喝，中午喝，晚上喝，喝了一年又一年，身体硬朗，几乎从不生病。我有个同学，他的父亲就是这样，80多岁了，喝酒的习惯一直保持到现在，而且他的两个儿子也是这样。早些年喝的是红薯酒，后来条件好点喝的是高粱酒，再后来我这同学有出息了，经常会带一些五粮液、茅台之类的好酒回去孝敬他的父亲。

我曾经在飞机杂志上看过一篇文章，大肆宣扬喝茅台酒对肝有好处。文章的理由是说茅台酒的酿造工艺不一样，酿造过程中会产生很多菌类，这些菌对肝脏好。这可能就是茅台酒价格高，市值高的解释之一吧，或者说这是一种营销手段。茅台酒是否伤身体，一直没有一个官方的定论，网络上的评论更是五花八门。现在不仅茅台酒畅销，各种功能性的保健酒曾经也畅销。对这些保健酒，有些说保肝，有些说让人保持青春活力，但是究竟功效如何，就不得而知了。

不管茅台酒也好，保健酒也好，究竟是伤身体还是保健，要因人而异。大家都很爱护身体，虽然喝酒伤身体这道理大家都懂，但是很多时候却是没有办法，因为为了表达诚意，很多需要应酬的场合都需要喝酒。古往今来，喝酒这习惯是怎么形成的，是否还该保留，还是要从健康科学的角度去分析。有经验的长者建议，如果身体允许，可以少喝点，但是一定要注意节制。没有节制，想喝多少就喝多少，喝醉一次好几天才恢复过来，这是要伤身体的。我记得20多岁时喝一斤多酒，一般睡一觉就恢复过来了；到了30多岁的时候，也没有问题；但是，到了40多岁，明显感觉到了岁月留下的痕迹，很难睡一觉就完全恢复过来。显然，随着年龄的增长，恢复能力明显下降。

公认的是多锻炼身体对健康有好处，可是也有人说锻炼身体是伤身体。季羡林老先生出生于辛亥革命那年（1911年），2009年因心脏病医治无效去世，享年98岁，老先生算得上是长寿了。他在90多岁时，患上了老年性哮喘和白内障，但是身体并无其他大碍，每天凌晨四五点就起床工作，一天能写上万字的文章，而且出行都靠走路，不需要借助其他交通工具。关于养生秘诀，他有个著名的"三不主义"养生方法，就是"不锻炼，不挑食，不嘀咕"。他认为，锻炼就是消耗自己，要把能量储存起来，用到该用的地方；不挑食就是食物要多样化，不要故意讲究；不嘀咕，就是不要动则生气，不要太在乎功过名利，因为生气伤肝。

我亲眼见证过几位来自美国、以色列、法国的诺贝尔奖获得者，他们中有著名的材料科学领域专家、人工智能领域专家。他们80多岁，还经常在全球搞科研、指导学生、开展讲座、出席论坛会议。我初次与他们见面时，以为他们会有一两个助手帮忙拿包、照顾他们的安全。结果我发现我想多了，他们有时深夜一两点到达机场，一个人拉着行李，早上准时到达会场。我与他们交流，得出结论：人要过得充实，要做自己感兴趣的事情，要始终保持良好的心理状态和精神状态。他们80多岁一直活跃在科研舞台和实验室，这是他们几十年工作和事业的延续。我们总是觉得他们辛苦，而实际上他们并没有觉得辛苦，反而觉得生活有规律、很充实。一生的荣华富贵，对于他们来讲，就这么回事。为什么科学家、医生都比较长寿？很多80多岁的大专家、大科学家都坚持每天按时上下班，坚持给病人做手术，坚持在教室给学生上课。因为他们天天有事情干，很充实，心态良好，目标坚定。

心中有爱，动力常在。诺贝尔奖获得者、著名物理学家杨振宁先生也是值得大家学习的榜样。他是全球闻名的大科学家、大教授、令人尊敬的长者，而且豁达开朗，永远有激情，永远年轻。现在97岁高龄的老先生，还经常到全国各地去考察、做报告，参加一些重要的论坛会议。有记者问他长寿的秘诀是什么，他说一是坚持每天走路，二是母亲的基因。"饭后百步走，活过九十九"，这是民间总结出来的经验。基因的确是很重要的一个方面，但是更重要的还在于他心中有爱、有动力，这是永葆青春的秘密。民间有个说法，"少来夫妻，老来伴"。八九十岁的老人有伴侣，才不会孤单寂寞。如果有伴侣陪伴，生活总是滋润的，那是不竭的动力。无论是原动力，还是新动力，都至关重要！所以，老年人也好，中年人也好，有伴侣，有家庭，生活才不会孤独。

很多人喜欢早上起来跑步，这样对身体不好。因为睡一觉起来，血液浓度很高，身体很多机能还没有恢复过来，而糖类是人体跑步时最经济、最直接的能量来源，如果这时就开始锻炼跑步，容易出现低血糖。低血糖会造成各种不适症状，如心慌、出虚汗、手脚颤抖等。早上空腹跑步增加了血管中形成血栓的可能性，血液浓度提高易导致血管栓塞。而晚间跑步则正相反，这时血小板的数量下降，大大减少了血管栓塞的危险性。运动医学已经证明，早晨刚起来时，人体各脏器的运转仍处于较低水平，这时候锻炼，对于心血管功能比较脆弱的人来说是比较危险的。而人体的活动能力在晚上会被充分开发出来，这时候跑步，身体更容易适应运动节奏。因此，有些养生专家建议，不妨在晚上睡前两小时集中锻炼，这样有利于提高睡眠质量。

总之，每天应适当锻炼，走路、游泳、跑步、打太极拳都很好。可根据各自的身体素质和生活习惯，适当增加或减少运动量，并选择适合自己的锻炼方式。

今天，我们的物质生活条件得到了很大的改善，大部分农村也基本富裕起来了。高铁网络密布，民航发达，乡乡通公路，县县通高速，新农村建设使如今的农民基本上摆脱了没饭吃、没衣穿、没房住的历史，当然还有极少数地方暂时还没有完全实现这个目标。相信脱贫致富一个也不能少，一个也不能丢的目标一定能够实现。

我出生的那个年代，不算太远，已经进入20世纪70年代了。地里没有什么种的，红苕洋芋产量不高。早上天刚亮，孩子们就被父母吆喝起来去很远的地方放牛、砍柴。冬天冷的时候，一脚踏进冰窟窿里，刺骨地、扎心地疼。大巴山山高坡陡、崎岖不平，没有矿产资源、没有工业企业、没有交通优势，无论是去乡镇赶场还是县城买卖，不管是几十公里的路途，还是上百公里的往返，都只能用两只脚丈量土地，路上没水喝没有东西吃，然而这一切造就了我们今天的顽强与坚韧，吃苦历练了我们那一代人。同时，今天身体的基础也是在那时锻炼积累起来的。

1993年，我的父亲在病痛折磨中离开了人世，我们愧疚的是，自己没有能力送他去医院治病。我的父亲去世时才50多岁，正是壮年，是家里的主要劳动力，他任劳任怨、兢兢业业地过了一辈子。父亲在我们面前从不说苦和累，总是天还没亮就出门了，天黑了才回来。父亲在病魔面前也总是将他最慈祥和最坚强的一面留给我们，所有的痛苦和委屈都默默地承受。我的父亲和世界上所有的父亲一样，永远值得我们子女尊敬和爱戴。遗憾的是，父亲积劳成疾，一生都献给了田间地头，献给了他的家人，却从没享过任何福。我们自小明白，健康的体魄对每个人都非常重要。尽管父亲离开我们已经20多年了，每每想起家乡，我就会想起父亲；每每看到别人的父亲，就会想起自己的父亲。如今，我也早做了父亲，我总是像我的父亲一样把最好的一面留给我的孩子，把坚强和慈爱展现给孩子，把苦和累永远留在心中。担当、责任、包容和永恒的爱，是每个父亲的伟大之处。

虽然居住在山区里生活环境艰辛，但今天来看却是一种天然的优势。遗憾的是，我们没有发挥出自身优势，没有人告诉我们，跑步可以挣钱，可以成为职业，还可以光宗耀祖。

打工的时候，能够走出大巴山，我以为就改变了命运。那是1989年，我初中毕业，白天在蓬溪县大石桥麻纺厂打工（很可惜，这家工厂早就倒闭了），晚上挑灯夜读，那个时候我很想寻找身体的底线在哪里，究竟能够坚持多少天不睡觉。当时的梦想就是想当一个作家，走出农村是我唯一的目标。我只知道勤奋地读，勤奋地写，却并不知道还有什么诀窍可以帮助我。那时候我一个月工资才20多元，要吃饭，还要买书。坚持天天看书、天天写书，虽然并不知道一个作家需要怎样的内涵和功底，但是一直有一个期待在心中，那是梦想一直在支撑自己。那时候，我的最高纪录是长达一周可以不睡觉。

强大的内心非常重要，可以支撑你的身体，支撑你的内心，支撑你的坚守，也可以支撑你的无限想象力（愿景）。每个人一生都会走很多弯路，遭受很多挫折，也会交很多学费。但是，你总会发现，人生的每一步都没有多余。小时候吃的苦锻炼了身体，使身体强壮了。后来多读书多写作，尽管没有成名，也没有成为一个作家，但还会有很多选择，这就是胸襟，需要我们不断历练。人到中年的时候你会发现，内心的强大才是真正的强大。每个成功的人内心都是非常强大的，强大的内心使身心得到很好的放松。不管何时何地，哪怕遇到再大的困难,我们都不能缺乏想象力,想象力可以支撑我们挺过去,可以帮我们寻找新的思路!

当我们生病的时候,总是试图找到病因的形成逻辑、诱因,恨不得自己也是一名医生,一名艺高胆大的好医生。绝对不是因为医生有多伟大,有多少收入。虽然听说有些灰色收入每年少则百万高达千万,但是我们坚持认为这样的医生只是少数,因为要成为一位好医生需要付出很多,而有的医生收入太低,与他们的付出不成比例。但是我们确实非常痛恨那些收红包不手软的医生。因为病人也不容易,他们不仅饱受病痛折磨,还要四处负债。

前些年全国很多医院或科室承包给私人,他们赚取了病人可怜的血汗钱。其中,莆田模式最突出。很多人只是患有感冒,到了他们那里就变成严重的这病那病,没有五六千元是走不了的。甚至还有不幸的病人把生命栽在他们手里。

我曾经也上过当。有段时间感觉尿多尿频,上网一查,前列腺炎。这种情况很多中青年人都有,办公室坐久了锻炼少了就会有,所以也不足为奇。那次就医以后我才明白为什么大家对搜索网络这么反感,因为全被骗子广告垄断了,造成很多人误入骗子医院,耽误了最好的治疗时机。而这些网络搜索平台为了套取广告费,充当了很多骗子医院的工具。网上无论查什么病,都会被自动导航到各个医院。很多医院牌子都很大,我最后选了一家自以为很正规的医院,"××××大学泌尿外科医学中心"。当我去做了检查，医生说理疗可以治愈，开了一个疗程，花费了一万多元，但是效果可以说没有。后来我才发现这个科室可能承包给外面了。虽然这是10年前的事情了，可是今天我们再到网络上查询，也几乎全是导航到各个医院的，因为很有可能这些医院买断了关键词。

那么，我们疑惑，医院的性质究竟是什么？是企业还是公共服务机构？如果是企业就应该盈利，如果是公共服务机构就不能盈利。但是，很多时候很多公立医院对外承包了科室，还是把赚钱作为重要目标。

电影《我不是药神》立足于现实，反映了社会基层群众、特别是困难群众得了重大疾病后的无助与无奈。电影中，一些公司既不能生产这些特效药，又不把这些特效药的价格降下来，还不准这些特效药、仿制药销售，这基本把这些患者的生存之路堵死了，政策制度的缺陷和不合理暴露无遗。李克强总理就电影《我不是药神》引发舆论热议作出批示，要求有关部门加快落实抗癌药降价保供等相关措施。"癌症等重病患者关于进口'救命药'买不起、拖不起、买不到等诉求，突出反映了推进解决药品降价保供问题的紧迫性。"李克强总理在批示中指出，"国务院常务会确定的相关措施要抓紧落实，能加快的要尽可能加快。"看不起病，看病难，这都是直接关系到人民健康福祉的大事情。

习近平主席强调指出，没有全民健康就没有全面小康。在全民健康的道路上，一个也不能掉队。

很多中年人突然转行去研究中医、研究保健、研究养生去了，而且有些的确还出了不少成果。从客观上来看，转行很正常，因为人生几十年阅历无数，很多知识都需要亲身经历，历练越多，经验就越丰富。中医、保健、养生都很注重经验、注重规律。比如，睡眠不好是什么原因造成的，有什么好的解决办法，有人说一定是想法和杂念太多，大脑和神经若在睡觉的时候还处于紧绷的状态，是难以入眠的，所以建议在睡前打打太极拳、跑跑步、听听轻音乐，让大脑和肌肉都逐渐放松下来；也有人建议睡前用热水烫烫脚、冲个热水澡或者喝杯热牛奶；还有人建议数羊，从1数到100，再从100数到1000，有可能数到100就睡着了。当然，数羊这是哄小孩子的办法，不一定适用于大人。

其实，睡眠不好，没有这么简单。我也曾经尝试过很多办法。有时候跑2万步，冲个热水澡睡觉，因为身体很累，很容易就睡着了；有时候贴个膏药在脚掌，也容易睡着，但是这不是解决问题的根本。中医解释："寐者，神返舍，息归根之谓也。"又说："肝藏魂，人寤则魂游于目，寐则魂返于肝。"神安静守舍则能寐，若神不能安其舍，游荡飞扬，则会出现不寐、多梦、梦游、梦语等病症。肝火旺，很多是季节性问题，不是疾病，但是它和疾病一样折磨人。实火多由于肝主疏泄的功能被破坏，肝气郁结进而化火，多有情志类疾病的症状，如脾气暴躁易怒。虚火是阴虚火旺，多由肝肾阴虚所致。症见眼干眼涩、潮热盗汗、五心烦热、烦躁失眠等。虚火的治疗不能一味地使用苦寒药清火，而是要滋养肝肾之阴。

中医理论很高深，我只记住了几点：湿气太重睡不着，热气太重也睡不着。中医调理，讲究的是阴阳平衡。睡不着的时候看看老中医，吃一服中药一般就可以了。有时候去扎个针灸、拔个火罐或者刮个痧，睡眠不好的问题几乎都能够得到解决。

坐久了一定要出去走走，多走路、多喝茶水，帮助消化，排除体内毒素。现在带上手机就可以清楚地知道一天走了多少步，速度多少，消耗了多少热量。虽然我们并不是医生，也没有系统学习过医学知识，但我们具备一些基本常识，如一般的感冒如何预防和治疗，一般的疾病该去哪里就医。甚至有些病人已经成为"专家"，这也验证了"久病成医"的说法。总之，预防与治疗的知识是长期积累起来的。没有谁可以不生病，没有谁可以不去看医生，如何传递更加科学，更加有效的方法，是我们深处互联网时代、知识经济时代最值得思考的问题。

我们每个人每时每刻都在与健康打交道，每个人都需要健康，健康关系每个家庭的幸福。也有不幸的家庭，每天都在为健康而努力，与病魔做斗争。由于基因、生活习惯的不同，每个人的健康情况也会不同。

一个人的健康，关系一个家庭的命运；十几亿人的健康，决定一个国家和民族的前途。

2019年5月27日，国家卫生健康委员会（以下简称"卫健委"）发布《2018年我国卫生健康事业发展统计公报》，其中显示：与2017年相比，2018年我国居民人均预期寿命已经提高到77.0岁，孕产妇死亡率从19.6/10万下降到18.3/10万，婴儿死亡率从6.8‰下降到6.1‰。

初步分析，一是由于我国整体医疗条件和医疗水平大幅提高，使很多病人能够及时就医，并快速康复；二是我国人民的文化水平和科技竞争力显著提升，良好的生活习惯和适当的锻炼，已经成为全民共识；三是社会的整体进步，社会环境的改变使然。

改革开放40多年来，我国经济社会发展得到了质的飞跃，科技实力显著增强，并成为全球第二大经济体。近日，国务院全面启动"健康中国2030"行动，可以预见的是，提升人民健康福祉，推动健康事业发展已经成为国家战略。就医便利化、人人享有健康将成为常态。同时，与之相适应的健康产业也将迎来千载难逢的历史机遇。

健康产业在我国是一项新兴产业。一方面，传统的健康产业需要转型升级；另一方面，伴随着新科技的融入和渗透，健康产业新物种正在快速崛起。欧美发达国家健康产业占GDP的比重已经超过15%，成为重要的支柱产业。而我国健康产业占GDP的比重还不足5%。可以预见的是，到 2030 年，我国健康产业占 GDP 的比重将达到或超过 15%，我国的健康产业规模将会突破 20 万亿元，成为名副其实的支柱产业。

还有一组数据佐证了我国健康产业巨大的发展空间。我国已经提前进入老龄化社会，据国家卫健委统计，截至 2018 年年底，我国 60 岁及以上老年人口约 2.49 亿人，65 岁及以上人口约 1.67 亿人。而我国老年人的整体健康状况不容乐观。数据显示，超过 1.8 亿名老年人患有慢性病，患有一种及以上慢性病的比例高达 75%，失能、部分失能老年人约 4000 万人。如果以健康生存年限来衡量的话，我国 2018 年人均预期寿命是 77.0 岁，但是健康预期寿命仅为 68.7 岁。也就是说，老年人在退休后的生存年限中，有 8 年多健康时间，或者说有一半的时间在带病生存。我国还有 8500 万残疾人口，当前至少面临 3.3 亿人口的老龄、健康市场的巨大需求，我国的老龄产业、康复产业却非常薄弱。面对日益严峻的人口老龄化问题，养老服务需求日渐增多。实现"老有所养""老有所乐"成为当前及今后迫切需要解决的社会问题。健康老龄化将促进我国经济发展方式转变和产业结构调整升级。预计到 2050 年，我国 GDP 的三分之一来自老年产业，"养老经济"将成为重要经济支柱，发展专业陪护、赡养老人的老年产业将大有可为。

我国有 8500 万残疾人口，为老年人和残疾人服务的康复辅助器具市场也潜力无限。国务院发布了《关于加快发展康复辅助器具产业的若干意见》(国发〔2016〕60号)。其中指出：康复辅助器具是改善、补偿、替代人体功能和实施辅助性治疗及预防残疾的产品。康复辅助器具产业是包括产品制造、配置服务、研发设计等业态门类的新兴产业。我国是世界上康复辅助器具需求人数最多、市场潜力最大的国家。近年来，我国康复辅助器具产业规模持续扩大，产品种类日益丰富，供给能力不断增强，服务质量稳步提升，但仍存在产业体系不健全、自主创新能力不够强、市场秩序不规范等问题。当前，我国经济发展进入新常态，全球新一轮科技革命与产业变革日益加快，给提升康复辅助器具产业核心竞争力带来新的机遇与挑战。发展康复辅助器具产业有利于引导激发新消费，培育壮大新动能，加快发展新经济，推动经济转型升级；有利于积极应对人口老龄化，满足残疾人康复服务需求，推进健康中国建设，增进人民福祉。

……………

凡是过往皆为序曲。

之所以想写一本关于健康产业发展的书，不是要谈健康有多重要。这不需要我来谈，每个人都有切身体会。人人需要健康，需要高质量的、高科技的健康产品。我希望大家在关注养老地产、养老医院、医养结合的时候，也多关注科技瞬息万变对健康产业的影响。我们究竟要发展什么样的健康产品，这些健康产品会给我们的健康带来哪些改变，我们究竟有哪些商机，如何来把握商机，这正是我关注的。健康产业新物种其实也不是新概念，只是把外延和内涵结合起来，并与新科技深度融合，一种很好理解的说法是数字化健康产业。

早在2012年，3D打印推动第三次工业革命的浪潮席卷全球的时候，我抓紧研究了3D打印，觉得这是一个革命性的技术和工艺。2012年10月，在工业和信息化部的大力支持下，我联合清华大学、华中科技大学、北京航空航天大学、中国科学院的11位专家和一些企业的负责人在北京发起创办了中国3D打印技术产业联盟。这是全球首个3D打印行业智库平台。当时我对联盟成员讲：我们今天发起成立一个联盟，本来是一个小事情，但是意义重大，完全可能是这个行业未来发展的一个里程碑。

今天回头来看，中国3D打印技术产业联盟对推动中国3D打印，乃至世界3D打印产业的发展，都做出了积极的贡献。这几年，我们成功举办了五届世界3D打印技术产业大会和美洲峰会，发表了大量研究报告，在青岛高新区、苏州吴中经济开发区、佛山南海区大沥镇创办了三家3D打印创新中心公共服务平台，开发了免费提供在线教育的无限三维小程序和App，开发了具有自主知识产权的物联网Makesome教育打印机，在科学普及、示范推广、技术引导等方面做了大量工作。

关于3D打印产业发展，我提出了三点思路，至今仍被这个行业所接受：一是打开3D打印的应用市场，促进3D打印+工业设计、3D

打印+研发、3D打印+医疗、3D打印+康复、3D打印+文化创意、3D打印+创客教育；二是深化3D打印国际间的对话合作，便于及时了解和把握行业发展趋势；三是将3D打印与教育结合起来，系统培养3D打印专业人才。

在推进3D打印在生物医疗应用的过程中，我发现原来3D打印可以解决很多医疗康复领域的问题，而每个细小具体的方向都是一片广阔的市场，这是我在3D打印领域长期积累的经验。

早在2014年，受工业和信息化部装备司委托，我联合国内机器人企业、科研机构发起成立了中国机器人产业创新联盟。后来我对我国机器人的现状摸底以后，才发现我国的机器人产业远没有我们想象中的那样强大。我们缺乏核心技术，缺乏核心产品，缺乏核心人才。2015年，在四川绵阳举办的机器人联盟理事会会议上，我提出三点意见：一是将联盟名称更改为国际机器人及智能装备产业联盟；二是着力把机器人的应用市场打开，促进机器人与应用场景结合；三是促进机器人行业国际间的对话合作。后来，我们相继在成都、佛山举办了两届世界机器人及智能装备产业大会，发表了不少研究成果，出版了专著《机器人2.0时代》。

有了过去七八年对制造业行业的研究，以及后来在3D打印、机器人、人工智能领域积淀的资源和经历，现在将3D打印、机器人、人工智能、可穿戴、大数据等新兴技术植入健康产业则变得非常有意义，也仿佛如鱼得水。

或许这就是我关注健康产业、进入健康产业的动力所在。我希望通过这本书，与大家一起分析和探讨数字化、智能化健康产业的发展趋势与机会，以及如何布局健康产业，如何实现人人享有高水平的健康服务，如何实现科技健康的目标。

2012年，3D打印风靡全球；2015年，机器人迎来风口期；2017年，人工智能成为新热点；2020年，健康产业将全面爆发。健康产业已经被健康科学、生命科学所取代。我看好健康产业，不仅仅是健康关系每个人的幸福和家庭，而是3D打印、机器人、人工智能、可穿戴这些新技术完全可以为健康产业服务，成为数字化健康产业重要的推动力，这才是问题的核心。而我要做的就是通过后者服务前者。

还是在中学的时候，我与小伙伴们一起交流过，未来最稳定、最可靠的职业是什么。当时还有商业局、粮食局这些政府部门，商业局是供应日常消费品的，粮食局是供应粮食的。我们不约而同地赞成，无论什么时候，无论什么身份，每天都要吃饭，每天都离不开粮食，我们建议以后去读粮食学校，在粮食单位找一份工作。没有想到的是，粮食局、商业局都是最早改革的单位，现在消费品、粮食市场都全面放开了，人们不需要担心吃饭问题，也不需要担心购物问题。那么，健康呢，每个人都需要健康，每个人都离不开健康，科技日新月异，健康产业需要转型升级。人类越来越富有，在解决温饱之后，就要提升生活质量和品质了,无疑健康问题将会被摆在第一位。

我无法判断在 2020 年健康产业这一投资热点之后,还会有什么新技术或新行业会成为新的风口,无论什么新技术的诞生,都可能与健康产业紧密结合。我并不担心新科技进入健康产业以后,会让我们失业。如果大多数人都能够活过 100 岁,我们即使失业,那也值了。

罗军

2019 年 8 月

目录
CONTENTS

第一章 认识健康产业 /001
什么是健康 /002
影响健康的主要因素 /004
疾病的产生 /008
健康产业 /010

第二章 我国健康产业发展现状 /013
积极促进医药健康产业发展 /021
积极推动康复辅助器具产业发展 /023
积极推进养老服务业发展 /025
"健康中国2030"行动正式启动 /026
习近平的健康观：以人民为中心，以健康为根本 /032

第三章 发达国家健康产业发展现状 /035
美国：全科医生制+健康保险+领先的生命科学 /036

英国：全科医院+医疗保险+超强的创新药研发 /041
日本：全民医疗+医疗保险+最优的医疗服务 /044
瑞士：全民医疗+医疗保险+顶尖的生物医药 /050
德国：医疗保险+医疗创新 /054
法国：医疗保健+医疗保险 /056
欧美等地区发达国家健康产业发展启示 /059

第四章 解读"健康中国2030"行动 /063

第五章 健康产业发展新趋势 /069

第六章 如何布局健康产业 /091
3D打印在医疗康复领域空间巨大 /093
医疗机器人 /105
服务机器人 /109
智慧医疗 /114

第七章 健康产业人才严重短缺 /121

第八章 中医药在健康产业中的机会 /143

第九章 生命科学意义重大 /149
我国生命科学发展 /152
美国生命科学 /163

欧洲生命科学 /167

第十章 健康产业再思考 /169

附录 A 国务院健康中国行动 /176

后记 /187
"脑机接口",将给人类带来什么 /198

第一章

认识健康产业

什么是健康

认识健康产业之前,我们先认识健康。搞清楚健康是什么,影响健康的因素有哪些,然后再回头看健康产业是什么,包括哪些方面。

健康是每个人的基本权利。健康是每个人重要的财富。

健康主要分为身体健康和心理健康。在本书中,健康着重谈身体健康。

简单来说,健康就是没病没痛,能吃、能睡、能战斗,身体好,心情好,抵抗疾病能力强。当然不排除去体检的话,很多指标可能不正常,但是仍然可能活到 100 岁都没问题的情况。可以说,健康是一个相对的概念。一个人在年轻的时候,一定会有很多指标都非常正常。

但是，随着年龄的增长，到了四十岁、五十岁、六十岁，可能几乎没有人是绝对健康，会出现很多指标超标的现象。

人体内有很多菌类，有些菌类超标了对身体就会有副作用，就会暴发疾病。如果这些菌类都在正常指标范围内，对身体反而有重要作用。

《辞海》中对健康的解释是：人体各器官系统发育良好、功能正常、体质健壮、精力充沛并具有良好劳动效能的状态。通常用人体测量、体格检查和各种生理指标来衡量。

世界卫生组织提出"健康不仅是躯体没有疾病，还要具备心理健康、社会适应良好和有道德"。因此，现代人的健康内容包括：躯体健康、心理健康、心灵健康、社会健康、智力健康、道德健康、环境健康等。

1948年4月7日，世界卫生组织（World Health Organization，WHO）成立时在宪章中所提到的健康概念：健康乃是一种在身体上，心理上和社会上的完满状态，而不仅仅是没有疾病和虚弱的状态。

关于健康有很多不同的注解，基本相同的是，强壮的体魄和良好的心理状态。

影响健康的主要因素

影响健康的因素很多,有主观的,也有客观的,有自身的,也有外在的。一般来说主要有几个方面:基因、膳食、习惯、环境等。

每个人的基因都不相同,也是很难逆转的,很多重大疾病是基因造成的,也就是遗传。早在 2016 年 6 月,首个用于人类的 CRISPR 治疗方法就在美国通过了伦理和安全委员会的审查:使用 CRISPR 技术改造免疫细胞的基因,以抵抗三种癌症。Editas Medicine、宾夕法尼亚大学等多个公司和大学都计划开展这项临床试验。四川大学华西医院肿瘤科主任卢铀带领团队开展了首例基于 CRISPR-Cas9 的基因编辑技术人类临床试验。他们从一位转移性非小细胞肺癌患者血液中提取免疫细胞,对其进行基因修改后再注入患者体内。可以预见的是,基因在不久的将来完全可以实现某种程度的修改,将给遗传性重大疾病患者带来福音。

膳食对身体健康的影响也不容小觑。那个渴望每餐都能够吃上肉的时代已经过去。糖尿病、肥胖症大都是因为吃的蔬菜水果太少,吃的肉食太多并且缺少必要的锻炼而引起的。现如今,适当清淡膳食已经成为基本共识。这些年也诞生了很多素食主义者,他们一年四季不吃肉，不仅不吃猪肉，牛羊肉也都统统不吃。但是这是否有助于健康还有待考察。毛主席喜欢吃的红烧肉几十年来在很多地方一直十分畅销，被人津津乐道。不过在很多城市里，蔬菜水果价格不菲，个别地方甚至超过了猪肉和牛羊肉的价格，这也从另一方面说明人们的餐饮习惯发生了改变。不管是素食主义者还是食肉主义者，大家都比较注重膳食调整对身体健康的影响。

生活习惯很重要。一般认为早睡早起值得提倡。早上起来跑跑步，或者去健身房锻炼一小时，全天都觉得很有精神。身体的机能需要随时激发出来，才能确保一个人长期处于活跃状态。长期抽烟、酗酒、熬夜肯定不是好习惯，对身体的透支是难免的。一般来说，我们需要养成不熬夜或者说不要经常熬夜，不经常喝酒，不抽烟，按时吃早餐，一日三餐有规律吃等好习惯，这样身体就会基本处于健康之中。当然，现在各种办公室疾病、手机电脑疾病导致各种亚健康现象频发。最好的办法就是坐久了要出去走走，锻炼一下身体；看电脑和手机不要连续超过半小时，不要躺在床上玩手机，不要睡懒觉等。

环境对身体健康的影响客观存在。空气污染、水污染、垃圾污染、土壤污染、食品污染等对人类身体将造成致命性伤害。当前大城市最严峻的挑战还是空气污染。空气污染主要来自工业排放、车辆排放等。"负氧离子"浓度是空气质量好坏的标志之一。根据世界卫生组织的规定，空气中负氧离子浓度高于每立方厘米 1000～1500 时，才能称得上是"清新空气"。空气污染指数（API）分为五级，API 值小于等于 50，说明空气质量为优，相当于达到国家空气质量一级标准，符合自然保护区、风景名胜区和其他需要特殊保护地区的空气质量要求。API 值大于 50 且小于等于 100，表明空气质量良好，相当于达到国家空气质量二级标准，而很多城市要达到这一目标还有不少压力。水污染、垃圾污染、土壤污染、食品污染这些问题在很多地方都得到了基本解决，或者基本上没有什么大问题。空气污染还将是一个长期过程。

世界卫生组织研究报告显示，人类 1/3 的疾病通过预防保健可以避免，1/3 的疾病通过早期发现可以得到有效控制，1/3 的疾病通过信息的有效沟通能够提高治疗效果。

有专家提出，影响人类身体健康的主要有八大因素：环境、饮食、起居、情绪、信念、遗传、潜意识、爱与希望。

世界卫生组织经专家研究得出结论，当前能够影响人类健康和寿命的因素取决于四个方面。一是生物学因素（遗传和心理），占 15%。影响人体健康的生物因素主要是由病原微生物引起的传染病和感染性疾病，生命体是无法通过先天条件完成遗传因素的更改，但是心理因素却可以通过后天手段来改变。二是环境因素，占 17%。人口增长、环境污染及贫困加剧，是当今世界人类面临的最严重的威胁生存和健康的三大基础因素。三是卫生服务因素，占 8%。医疗资源总体的不足及分布不均衡,医疗保障覆盖面太小,医疗费用上涨过快和政府投入不足,都对人体有着多方面的影响。四是个人行为与生活方式,占60%。良好的生活习惯有益于自身健康。

在我们记忆中,老一代日本人的个子一般都在1米5或1米6附近,很少有超过1米7的。听说这与日本二战后生活条件极度艰苦有很大关系。现在我们发现,新一代的日本人动则1米7以上。我们的下一代也一样,动则1米7、1米8。过去都说四川、云南、贵州地区的人都比较矮小,原因是山多坡陡,生活条件艰难所致。但是,我觉得这不是最科学的解释,正因为条件艰苦,才有从小锻炼的机会。既然从小就开展锻炼,身体应该更结实才对。河北人、山东人、东北人个子都比较高大结实,动则1米8以上,块头也非常大。但是河北、山东、东北曾经也一样贫穷落后。我们出生的那个年代,贫穷也不只是个别地方。或许与基因有关联?还是什么原因?科学家们可以深入研究一下。日本人长寿,这是不争的事实,平均寿命89岁,而我国平均寿命只有77岁。看来未来十年或者二十年中,我国人口平均寿命超过80岁是完全可行的。或许以后70岁才能退休。现在60岁才是中老年,完全不应该划分为老年,也不应该这么早就退休。不知道随着科技越来越发达,人们的生活水平和健康理念逐渐提高,今后人类的平均寿命是否可以达到100岁。《黄帝内经》讲生命有五个阶段:生、长、壮、老、已。也就是说,人出生之后,就会自然经历成长阶段、强壮阶段、衰老阶段,最后走向死亡,这是生命发展的必然规律。衰老阶段是人生的转折点，因为从此身体的机能开始走下坡路，并因此产生疾病，疾病会不断恶化，越来越严重。养生的目标就是强健身体、预防疾病、延缓衰老、增长寿命。

日本人健康长寿的秘诀与政府的高度重视有直接关系。政府曾经以法律的形式，明确对国民提出：加强运动，达到热能的平衡，养成户外活动的习惯，充分活动身体，进行合适的运动等。强烈的健身意识成为日本人长寿的重要基础。时至今日，很多日本的老人家，都喜欢健走运动。有一项统计表明，在日本，3个老年人中就有1个每日健走。长寿与饮食营养均衡也有直接原因。日本饮食精细，鱼、肉、蔬菜、豆类、水果和米面搭配，都用小碟、小碗盛装，花样繁多。每顿饭虽然吃得不多，但能保障摄入多种营养成分。他们注重食物的新鲜和饭菜的特色，并且饮食清淡。

疾病的产生

细胞是人体结构和功能的基本单位。人体由若干细胞组成，细胞形成组织，组织构成器官，各种器官构成八大系统（呼吸系统、消化系统、内分泌系统、免疫系统、血液循环系统、泌尿生殖系统、神经系统、运动系统），系统构成人体，所以说细胞健康直接决定了人体的健康。

一般来说,从健康到疾病是一个由量变到质变的过程。当细胞损伤,出现某些功能、代谢、形态结构紊乱的时候,身体就会亮红灯。有时候红灯只是简单的不适应,导致情绪低落,严重的情况下则会出现病变,器官功能衰竭等。

疾病种类很多,按世界卫生组织1978年颁布的《疾病分类与手术名称》第九版(ICD-9)记载的疾病名称就有上万个,新的疾病还在被不断地发现中。获得性免疫缺陷综合征就是1981年发现后补进去的,起初归在免疫缺陷病中,后又改归到病毒引起的疾病中。人类的疾病,从病原角度概括说来有传染性疾病和非传染性疾病两大类,从时间轴来看,可以分为先天的疾病和后天的疾病。所谓先天的疾病是指遗传性疾病,是基因造成的,生下来就有身体残疾或功能性障碍;后天疾病则是多种原因造成功能性障碍或身体不适引起的各种症状。

一般来说,长期不注意卫生,经常吃腐烂变霉的食品,血液感染,抵抗力下降,经常熬夜,经常不吃早餐,饮食习惯不好,长期吃辛辣食品,这些不良习惯都容易导致人生病。

疾病之外,还有一种状况称作"亚健康",就是介于健康与疾病之间的一种情况。世界卫生组织对全球现代人的健康状况调查显示,真正健康的人只占5%,疾病的人占20%,剩下75%的人都处于亚健康状态。亚健康主要表现为一定时间内的活力降低,功能和适应能力减退,精神萎靡不振。

健康产业

我们分析了什么是健康，影响健康的因素，疾病的产生，下面我们就来认识健康产业。

有了健康，自然就离不开健康产业。健康产业就是围绕人的身体功能长期保持正常状态和正常活力所服务的上下游产业。

生病了是不是马上就要看医生？这个问题的答案是"不一定"。一般的感冒、发烧等小问题，一般通过多喝白开水，适当锻炼，好好休息，是完全可以通过身体的自我修复功能来实现的。身边有几个从国外留学回来的年轻人就养成了这个习惯。咳嗽得很厉害或者发烧时，他们都不吃药，也不去不看医生，过几天就好了。听说国外的小孩发烧是不用去医院打针吃药退烧的，直接放在冷水盆里泡一会就好了，这是物理降温。可能体质不一样，国内的小孩生活环境和基因与国外的小孩也不一样，可能被冷水一泡病情反而更严重，因此没有人愿意这么做。

一不舒服就看医生，养成依赖症，也是不对的，这样只会使自己的抵抗力下降。过去动则就打抗生素，也是不好的习惯，现在已被严令制止了。看医生是备选方案，比较严重，或者不能实现自我修复的疾病，就要去医院看医生，吃药，甚至要做手术，要康复训练，要吃营养品、保养品，才能恢复正常。这期间，自然就少不了与医院、医生、药品、保健品、营养品、医疗器械、生物材料、康复师等打交道。这些产业就是健康产业。

健康产业发展初期一般是医疗机构（医院）和制药企业为主导，逐步发展到医疗器械（主要是指一些自动化程度较高的医疗装备）。后期则会发展到数字化医疗（含互联网医疗）、智慧医疗（含医疗机器人、可穿戴设备、人工智能等）。

健康产业的发展与一个国家经济社会发展水平相适应，取决于一个国家的经济实力和科技实力。人民享有健康的权利，但是高水平的健康服务需要国家财力来支撑。尽管今天我们已经成为全球第二大经济体，但是我国基础薄弱，人口众多，还不能向欧美发达国家那样免费给人民提供高质量的医疗服务。

健康产业的产业链非常长，如果以药为主线，可以涵盖第一、第二、第三产业，前端是药的种植，中端是药的生产和加工，后端药进入医院则进入服务端。

健康产业如果以医院（医疗）为主线，则可以体现为服务端。无论是药还是器械、材料、配套服务，都是为病人服务，不涉及第一、第二产业。

关于健康产业的分类，国家统计局于 2014 年发布了《健康服务业分类（试行）》。健康产业的细分产业越来越多，新业态不断涌现，与其他行业的融合也不断加强。2019 年，国家统计局发布了《健康产业统计分类（2019）》，以《国民经济行业分类》为基础，从产业链的角度补充了健康产业所涉及的第一、第二产业内容。健康产业被划分为 13 个大类、58 个中类、92 个小类。其中，第一产业包括中药材种植、养殖和采集大类中的 1 个中类；第二产业包括医药制造，医疗仪器设备及器械制造，健康用品、器材与智能设备制造，医疗卫生机构设施建设 4 个大类；第三产业包括医疗卫生服务，健康事务、健康环境管理与科研技术服务，健康人才教育与健康知识普及，健康促进服务，健康保障与金融服务，智慧健康技术服务，药品及其他健康产品流通服务，其他与健康相关服务 8 个大类。

关于在确定健康产业分类范围时遵循了什么原则的问题，国家卫健委有关负责人表示：一是产品和服务的直接或最终用途是维护和改善人的健康状况，与健康直接和高度相关；二是以医疗卫生技术、生物技术和生命科学为基础；三是产业链划定原则；四是依据《"健康中国 2030"规划纲要》等有关文件提出的重点任务，结合当前健康产业发展形成的新行业、新业态，比如新增加的智慧健康技术服务包括 4 个中类，分别是"互联网+健康服务"平台、健康大数据与云计算服务、物联网健康技术服务、其他智慧健康技术服务等。

第二章

我国健康产业发展现状

根据国家卫健委数据统计，截至 2018 年年底，医院数超过 3.2 万个，基层医疗卫生机构 95.0 万个。根据国家统计局数据，2018 年全球整个医药市场规模约在 2 万亿美元，我国规模以上制药企业实现主营收入 25840 亿元（按照调整后统计口径）。我国医疗器械行业规模 5300 多亿元。

2018 年城市公立医院收入为 27409 亿元（见图 2-1），药品总收入为 8384 亿元（见图 2-2）。据部分三甲医院反映，年收入在 20 亿元以上的医院比较普遍，五六十亿元收入的也有不少。

2018 年我国公立医院的收入为 2.74 万亿元，医药制造行业收入 2.58 万亿元，医疗器械行业总收入 5300 多亿元，三项主要指标合计大概 5.8 万亿元。这些还不包括民营医院、保健品、营养品、健康管理、保健护理行业、康复行业、健康保险等收入。以上数据说明我们健康产业的步伐在加快。

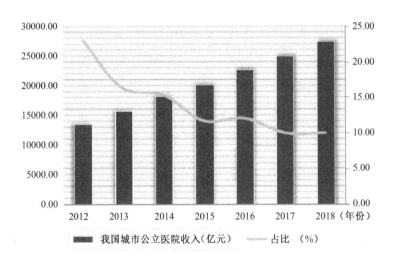

图 2-1 近年来我国城市公立医院收入及增长情况

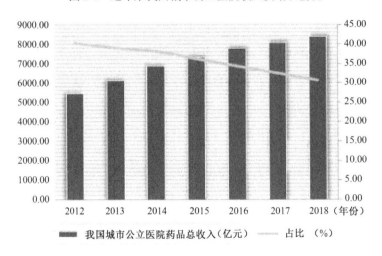

图 2-2 近年来我国城市公立医院药品总收入及占比情况

我国健康产业总体上还处于起步阶段。10年前国内还没有健康产业这个概念。2015年，国务院政府工作报告中首次提出"健康中国"概念。之后"健康中国"概念被频频提及。"十三五"规划提出"健康中国"的建设将从全面深化医药卫生体制改革、建全全民医疗保障体系等8个方面推进。积极发展健康产业，不仅有利于提高人民群众健康水平和生活质量，而且有利于调整产业结构、推动经济社会可持续发展。

2016年10月25日，《"健康中国2030"规划纲要》印发并实施。"健康中国"带动了养老产业、医养产业的全面爆发。直到2018年这个行业稍微冷了一些。一方面大家不知道怎么布局，另一方面应用的渠道还没完全打通。一些地方政府的积极性减退了不少，可能他们并没有看清楚医养项目的具体成效和税收收入。

当前，我国健康产业主要包括医疗卫生（医院）、药品（含保健品营养品）、医疗器械等三大板块。现在支撑健康产业发展的主要还是医院、医药两大支柱，规模都在3万亿元左右。医院的收入应该在3万亿元（包括民营医院、体检行业），因为这是健康产业当之无愧的第一大产业。

尽管我们将医院定义为非营利性公益行业，但是现状表明医院的收入还是第一大收入，而且医院的盈利非常可观。现在要说生意最好的一定是医院，所有大中城市的医院基本从不"缺"病人。"医"和"药"

两大产业加起来占我国健康产业95%（见图2-3）。健康产业还仅仅是靠"医"和"药"支撑的阶段，可以定性为健康产业的初级阶段。纵观欧美发达国家，健康产业更多体现的是医疗服务产业的延伸，以及高科技产品链的形成。"医"和"药"仍然重要，但不是最主要的产业形态。同样是治病，不一定吃药才能治病，也不一定去医院才能治病。很多辅助手段可以帮助治疗，很多疾病可以早期预防，早期干预。适当的锻炼和良好的生活习惯，可以增强体质，增强身体的自我修复能力。

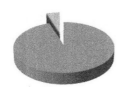

图2-3　健康产业的构成比例

大中城市医院基本都是人满为患，排队交钱、排队挂号、排队拿药，好的大医院挂号都要提前几个月，导致医院的"黄牛"扫不尽、抓不完。各种医患矛盾和医患纠纷也一直存在。医院的市场很大，潜力也非常大。社保基数较低，老百姓吃不起药和看不起病的现象还客观存在。说明现有医院的布局不太合理，医疗改革还不彻底，医院的进一步开放有待加强，应准许社会创办更多的特色专科医院、民营综合性医院、合资医院。医疗卫生主管部门应严格监管，不能缺位。基于医院的公益性属性，民营医院可以合理赚钱，但不允许有暴利，更不允许有欺诈行为，也绝不允许小病大医、无病乱医。医疗商业保险和国家医疗保险应发挥监督的作用，确保医院透明化、规范化运营。

我国制药市场规模庞大。但是，创新药、特效药十分短缺，行业集中度较低，"小而散"的现象仍然突出。由于新药研发投入大、时间长、风险高、人才短缺，我国医药企业与发达国家的医药企业相比，普遍存在研发投入不足、创新能力不足、研发人才不足的巨大差距。目前我国市场上绝大部分是仿制药，同质化竞争较为严重，制约了我国医药行业的持续发展和竞争力的提升。行业的局限性导致药品贵，病人吃不起药，买不到好药的情况时有发生。很多药品成本不足 10 元，卖到医院变成两三百元，这样的案例经常被曝光。整顿医药市场刻不容缓。中间商与医生、医院领导形成灰色产业链，抬高了药品成本。好在最近几年国家主管部门一直严厉打击，并采取医药分开等改革措施，情况有所好转。

医疗器械涉及医药、机械、电子、电气、材料等多个行业，是多学科交叉、知识密集、资金密集、技术密集型产业，进入门槛较高。我国医疗器械生产企业数量已经超过 1.6 万家，其中规模以上企业占比接近 10%，但年产值过亿的企业不足 10%。中高端领域的医疗检验检测仪器、医疗治疗设备、医疗器具、体外诊断试剂及校准物、医用材料、计算机软件等，长期被外资企业垄断。我国医疗器械行业整体位于中低端水平，很难在短期内实现较大超越。美敦力、强生、西门子医疗、GE 医疗、飞利浦医疗、罗氏等行业龙头企业无论在科研实力、科研投入、科研人才、科研基础、产品竞争力、规模、效益、行业影响力等方面均遥遥领先。美敦力心脏和血管组（CVG）包括心律失常和心力衰竭（CRHF），冠状动脉和结构性心脏（CSH），以及主动脉，外周和静脉（APV）部门。CVG 第四季度收入为 30.5 亿美元。心脏节律和心力衰竭（CRHF）是美敦力最大的心血管业务。微创治疗组（MITG）包括外科创新（SI）和呼吸，胃肠和肾（RGR）部门，2019 财年收入为 84.78 亿美元。恢复疗法组（RTG）包括脑疗法，脊柱，特殊疗法和疼痛疗法部门，2019 财年收入为 81.83 亿美元。恢复疗法组中脑疗法 Brain Therapies 第四季度实现高增长，收入 7.37 亿美元。糖尿病组包括高级胰岛素管理（AIM）和新兴技术部门，2019 财年的收入为 23.91 亿美元。美敦力 2018 年收入超过 300 亿美元，我们国内的迈普医疗、新华医疗、威高股份、微创医疗、鱼跃医疗、乐普医疗等龙头企业，还停留在百亿规模。2011—2020 年我国中医药大健康产业市场规模如图 2-4 所示。

养生保健、康复训练、康复医疗、健康体检等行业潜力巨大。相比较医疗装备和医疗卫生行业，养生保健、美容与康复训练、康复辅助器具、康复医疗行业的科技含量不高，进入门槛较低，对技师的专业能力和专用器材的要求也没有那么高，靠的是经验积累，基本上属于劳动密集型与服务密集型产业。遍布大中城市的足浴保健按摩、养生护理、养老院、健康管理、健康体检，都是健康服务业的延伸，并正在形成一定的规模效应。体检行业虽然诞生了好几家龙头上市公司，但是目前还仅仅停留在低水平的体检阶段，对健康大数据的挖掘、利用、平台搭建，还缺乏核心产品和成熟的商业模式。

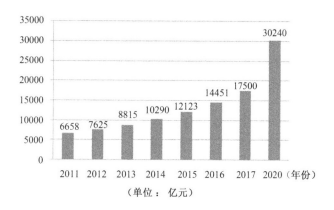

图 2-4　2011—2020 年我国中医药大健康产业市场规模

针灸、中医药作为民族瑰宝，在中医养生和医疗保健领域的作用日趋突出，并被很多人接受。中医药现代化、标准化是一个长期过程。2018 年，我国中医药产值已经达到 1.8 万亿元。根据国务院新闻办发布的《中国的中医药》白皮书，至 2020 年，我国中医药大健康产业产值将突破 3 万亿元，年均复合增长率将保持在 20%。《"健康中国 2030"规划纲要》明确提出，充分发挥中医药独特优势，提高中医药服务能力，推进中医药传承创新。而根据《中医药发展"十三五"规划》中制定的中医药行业发展目标：到 2020 年，中药工业规模以上企业主营业务收入要实现 15823 亿元，年复合增速 15%，中药企业收入占整体行业比重从 29.26% 上升到 33.26%。

积极促进医药健康产业发展

为推动我国医药及其装备产业发展，国务院办公厅以《国办发〔2016〕11号》文件形式出台《关于促进医药产业健康发展的指导意见》。《关于促进医药产业健康发展的指导意见》强调指出：医药产业是支撑发展医疗卫生事业和健康服务业的重要基础，是具有较强成长性、关联性和带动性的朝阳产业，在惠民生、稳增长方面发挥了积极作用。大力发展医药产业，对于深化医药卫生体制改革、推进健康中国建设、培育经济发展新动力具有重要意义。自改革开放以来，我国医药产业取得长足发展，产业规模快速增长，供给能力显著增强，但仍面临自主创新能力不强、产业结构不合理、市场秩序不规范等问题。当前，全球医药科技发展突飞猛进，医药产业深刻调整变革，人民群众健康需求持续增长，都对医药产业转型升级提出了迫切要求。《关于促进医药产业健康发展的指导意见》要求：到 2020 年，医药产业创新能力明显提高，供应保障能力显著增强，90% 以上重大专利到期药物实现仿制上市，临床短缺用药供应紧张状况有效缓解；产业绿色发展、安全高效，质量管理水平明显提升；产业组织结构进一步优化，体制机制逐步完善，市场环境显著改善；医药产业规模进一步壮大，主营业务收入年均增速高于 10%，工业增加值增速持续位居各工业行业前列。

《关于促进医药产业健康发展的指导意见》提出以下几点内容。一是要加强原研药、首仿药、中药、新型制剂、高端医疗器械等创新能力建设，优化科技资源配置，打造布局合理、科学高效的科技创新基地。二是要推动重大药物产业化，继续推进新药创制，加快开发手性合成、酶催化、结晶控制等化学药制备技术，推动大规模细胞培养及纯化、抗体偶联、无血清无蛋白培养基培养等生物技术研发及工程化，提升长效、缓控释、靶向等新型制剂技术水平，推动重大药物产业化。三是要重点开发数字化探测器、超导磁体、高热容量 X 射线管等关键部件，手术精准定位与导航、数据采集处理和分析、生物三维（3D）打印等技术。研制核医学影像设备 PET-CT 及 PET-MRI、超导磁共振成像系统（MRI）、多排螺旋 CT、彩色超声诊断、图像引导放射治疗、质子/重离子肿瘤治疗、医用机器人、健康监测、远程医疗等高性能诊疗设备。推动全自动生化分析仪、化学发光免疫分析仪、高通量基因测序仪、五分类血细胞分析仪等体外诊断设备和配套试剂产业化。发展心脏瓣膜、心脏起搏器、全降解血管支架、人工关节和脊柱、人工耳蜗等高端植介入产品，以及康复辅助器具中高端产品。积极探索基于中医学理论的医疗器械研发，加快医疗器械转型升级。四是要推进中医药现代化。在中医药优势治疗领域，推动经典名方二次开发及应用，研制一批疗效确切、安全性高、有效成分明确、作用机理清晰的中药产品。加强民族医药理论研究，推动藏药、维药、蒙药、傣药等民族药系统开发，提高民族医药医疗机构制剂水平，创制具有资源特色和疗效优势的新品种。

积极推动康复辅助器具产业发展

2016年10月，国务院以《国发〔2016〕60号》文件形式出台《关于加快发展康复辅助器具产业的若干意见》。针对我国8000万残疾人口和2.5亿老年人口的巨大需求，《关于加快发展康复辅助器具产业的若干意见》指出：康复辅助器具是改善、补偿、替代人体功能和实施辅助性治疗及预防残疾的产品。康复辅助器具产业是包括产品制造、配置服务、研发设计等业态门类的新兴产业。我国是世界上康复辅助器具需求人数最多、市场潜力最大的国家。近年来，我国康复辅助器具产业规模持续扩大，产品种类日益丰富，供给能力不断增强，服务质量稳步提升，但仍存在产业体系不健全、自主创新能力不够强、市场秩序不规范等问题。当前，我国经济发展进入新常态，全球新一轮科技革命与产业变革日益加快，给提升康复辅助器具产业核心竞争力带来新的机遇与挑战。发展康复辅助器具产业有利于引导激发新消费、培育壮大新动能、加快发展新经济，推动经济转型升级；有利于积极应对人口老龄化，满足残疾人康复服务需求，推进健康中国建设，增进人民福祉。

《关于加快发展康复辅助器具产业的若干意见》提出：到2020年，康复辅助器具产业自主创新能力明显增强，创新成果向现实生产力高效转化，创新人才队伍发展壮大，创新驱动形成产业发展优势；产业规模突破7000亿元，布局合理、门类齐备、产品丰富的产业格局基本形成，涌现一批知名自主品牌和优势产业集群，中高端市场占有率显著提高。

2017年1月，国务院办公厅公布了《关于同意建立加快发展康复辅助器具产业部际联席会议制度的函》。联席会议由民政部牵头，联合国家发展改革委、教育部、科技部、工业和信息化部、司法部、财政部、人力资源社会保障部、商务部、卫生计生委、人民银行、海关总署、税务总局、工商总局、质检总局、食品药品监管总局、统计局、知识产权局、银监会、证监会、保监会、自然科学基金会、中医药局、中国残联等24个部门和单位组成。

积极推进养老服务业发展

国务院办公厅以《国办发〔2019〕5号》文件形式，出台《关于推进养老服务发展的意见》。《关于推进养老服务发展的意见》指出以下几个方面的内容。一是继续深化公办养老机构改革。充分发挥公办养老机构及公建民营养老机构兜底保障作用，在满足当前和今后一个时期特困人员集中供养需求的前提下，重点为经济困难失能（含失智）老人、计划生育特殊家庭老年人提供无偿或低收费托养服务。二是减轻养老服务税费负担。聚焦减税降费，养老服务机构符合现行政策规定条件的，可享受小微企业等财税优惠政策。研究非营利性养老服务机构企业所得税支持政策。对在社区提供日间照料、康复护理、助餐助行等服务的养老服务机构给予税费减免扶持政策。落实各项行政事业性收费减免政策，落实养老服务机构用电、用水、用气、用热享受居民价格政策，不得以土地、房屋性质等为理由拒绝执行相关价格政策。三是支持养老机构规模化、连锁化发展。支持在养老服务领域着力打造一批具有影响力和竞争力的养老服务商标品牌，对养老服务商标品牌依法加强保护。对已经在其他地方取得营业执照的企业，不得要求其在本地开展经营活动时必须设立子公司。开展城企协同推进养老服务发展行动计划。非营利性养老机构可在其登记管理机关管辖区域内设立多个不具备法人资格的服务网点。四是推动居家、社区和机构养老融合发展。支持养老机构运营社区养老服务设施，上门为居家老年人提供服务。将失能老年人家庭成员照护培训纳入政府购买养老服务目录，组织养老机构、社会组织、社工机构、红十字会等开展养老照护、应急救护知识和技能培训。大力发展政府扶得起、村里办得起、农民用得上、服务可持续的农村幸福院等互助养老设施。探索"物业服务+养老服务"模式，支持物业服务企业开展老年供餐、定期巡访等形式多样的养老服务。

"健康中国2030"行动正式启动

2019年7月9日，《健康中国行动（2019—2030年）》正式对外发布。

随着工业化、城镇化、人口老龄化发展及生态环境、生活行为方式变化，慢性非传染性疾病（以下简称慢性病）已成为居民的主要死亡原因和疾病负担。心脑血管疾病、癌症、慢性呼吸系统疾病、糖尿病等慢性病导致的负担占总疾病负担的70%以上，成为制约健康预期寿命提高的重要因素。同时，肝炎、结核病、艾滋病等重大传染病防控形势仍然严峻，精神卫生、职业健康、地方病等问题不容忽视，重大安全生产事故和交通事故时有发生。为积极应对当前突出健康问题，必须关口前移，采取有效干预措施，努力使群众不生病、少生病，提高生活质量，延长健康寿命。这是以较低成本取得较高健康绩效的有效策略，是解决当前健康问题的现实途径，是落实健康中国战略的重要举措。

总体目标：到2022年，覆盖经济社会各相关领域的健康促进政策体系基本建立，全民健康素养水平稳步提高，健康生活方式加快推广，心脑血管疾病、癌症、慢性呼吸系统疾病、糖尿病等重大慢性病发病率上升趋势得到遏制，重点传染病、严重精神障碍、地方病、职业病得到有效防控，致残和死亡风险逐步降低，重点人群健康状况显著改善。

到2030年，全民健康素养水平大幅提升，健康生活方式基本普及，居民主要健康影响因素得到有效控制，因重大慢性病导致的过早死亡率明显降低，人均健康预期寿命得到较大提高，居民主要健康指标水平进入高收入国家行列，健康公平基本实现，实现《"健康中国2030"规划纲要》有关目标。

行动目标：到2022年和2030年，全国居民健康素养水平分别不低于22%和30%。其中，基本知识和理念素养水平、健康生活方式与行为素养水平、基本技能素养水平分别提高到30%、18%、20%及以上和45%、25%、30%及以上，居民基本医疗素养、慢性病防治素养、传染病防治素养水平分别提高到20%、20%、20%及以上和28%、30%、25%及以上;人口献血率分别达到15‰和25‰;建立并完善健康科普专家库和资源库,构建健康科普知识发布和传播机制;中央广电总台对公益性健康节目和栏目,在时段、时长上给予倾斜保障;建立医疗机构和医务人员开展健康教育和健康促进的绩效考核机制;医务人员掌握与岗位相适应的健康科普知识,并在诊疗过程中主动提供健康指导;中医医院设置治未病科室比例分别达到90%和100%。鼓励各主要媒体网站和商业网站开设健康科普栏目。提倡个人定期记录身心健康状况;了解掌握基本中医药健康知识;掌握基本的急救知识和技能。

《山东省医养健康产业发展规划(2018—2022年)》,提出明确目标:创建全国医养结合示范省,并将医养健康产业作为全省新旧动能转换的"十强"产业之一,到2022年打造万亿级医养健康产业。生命科学技术不断取得新突破,基因工程、分子诊断、干细胞治疗、3D打印等重大技术加速应用,大数据、云计算、互联网、人工智能等新一代信息、生物、工程技术与医疗健康领域的深度融合日趋紧密,远程医疗、移动医疗、精准医疗、智慧医疗等技术蓬勃发展,推动健康管理、健康养老、健康旅游、休闲养生、"互联网+健康"等健康产业新业态、新模式蓬勃兴起。明确提出医养健康产业十大重点领域:医疗服务、健康教育与管理、健康养老、生物医药、医疗器械与装备、中医中药、体育健身、健康旅游、健康食品和健康大数据。

山东省提出：到 2020 年，全省医养健康产业增加值达到 8300 亿元，年均增长 18%左右，其中健康服务业增加值占比达到 55%左右，初步构建起具有山东特色、满足群众基本需求的医养健康产业体系。医养健康产业相关政策与标准体系不断完善，教学科研体系初步健全。医养健康产业与相关产业跨界融合发展，产业带动效应初步显现，形成一批在国内具有竞争力的领先技术，打造一批医养健康产业集群和知名品牌。到 2022 年，全省医养健康产业增加值力争达到 1.15 万亿元，占地区生产总值的 11.5%，成为国民经济的重要支柱产业，其中健康服务业增加值占比达到 60%以上，基本形成覆盖全生命周期、特色鲜明、结构合理、具有较强国际竞争力的医养健康产业体系。产业竞争力、影响力、带动力全面提升，各类技术创新、模式创新、业态创新不断涌现，对新旧动能转换的支撑作用显著增强。着力打造济南、青岛、烟台、淄博、临沂等一批医养健康产业千亿级城市。到 2030 年，全省医养健康产业增加值占地区生产总值比重达到 14%~15%，基本达到发达国家平均水平，产业集聚、特色鲜明、布局合理的医养健康产业体系全面形成，优势领域引领全国，产业发展水平走在全国前列。

《四川省医疗卫生与养老服务相结合发展行动方案（2019—2020 年）》指出：为居家老年人提供"544"家庭医生签约服务，即提供一个专业医护团队、一份老年人健康档案、一次年度免费健康体检、一份年度健康管理方案、一张慢性病长处方等 5 项保障；签约家庭医生服务的老年人享受优先就诊、优先转诊、优先预约专家、优先保障用药服务等4项优先；对居家重病、失能及部分失能老人提供家庭巡诊、家庭病床、长期护理康复、安宁疗护等4项服务，充分发挥家庭医生健康"守门人"作用。将支持一批二级以上综合医院重点向康复、护理和养老服务延伸，引导二级及以下医院转型发展为收治高龄、失能、半失能老年人的医养结合机构。推动二级以上医疗机构开设老年病科，增设老年医疗护理床位，开展老年慢性病综合防治。支持构建集居家社区养老、生理监测、健康咨询、远程医疗、康复护理等的一站式服务平台。支持高等院校、中等职业学校增设相关专业课程，加强老年医学、护理、康复、心理等本专科人才培养。依托大型医疗机构建设省级、市级老年医学中心，开展老年重点疾病诊断治疗和科研攻关，推广适宜有效的高新诊疗技术。

烟台市以国际健康产业大会为战略突破口，以引进世界顶尖的科研机构和院士团队为项目牵引，坚持从高端切入做好战略规划布局，积极引进医疗康复机器人、可穿戴、人工智能、医疗康复3D打印等核心技术团队，深入推进大健康产业。烟台是我国最早开放的14个沿海城市之一，也是闻名海内外的宜居、宜养、宜业城市，不仅拥有海天一色的自然风光，还有高倍负氧离子的新鲜空气；不仅适合养生度假，布局医养康养产业，还适合投资创业。拥有一片海洋，就拥有一生健康。烟台在生物制药、医疗康复、医疗教育、医疗器械等方面基础扎实。全市拥有48家上市公司，6个千亿级产业集群。韩国在华投资的 1/10 在烟台，现代汽车海外唯一的汽车研发中心在烟台，日资企业有 1100 家，港口排名我国前十，2018 年 GDP 达 7856 亿元。烟台市实体经济家底厚，制造业体系完善，目前正在着力打造北方先进制造业强市，并因势利导，充分发挥海滨城市得天独厚的区位优势和资源环境优势，打造北方最佳旅游度假休闲和健康养生名城。

烟台市医养健康产业发展规划（2018—2022 年）提出：以打造千亿级产业为目标，以创建国家级医养结合试点城市和省级医养结合示范先行市为抓手，围绕"医、养、康、健、游"等重点领域，着力转变发展方式、优化产业结构、转换增长动力，推动医疗、养老、文化、旅游、体育等多业态深度融合发展，扩大医养健康产品供给，完善全方位、全周期医养健康产业链条，将医养健康产业培育成市重要支柱产业。到 2020 年，全市医药健康产业总收入达到 1000 亿元；医养健康产业增加值达到 800 亿元，年均增长 18% 左右，其中健康服务业增加值占比达到 65% 左右，基本形成内涵丰富、特色鲜明、布局合理的医养健康产业体系，医养健康产业成为支撑烟台经济社会发展的重要支柱产业，总体发展水平走在全省前列。到 2022 年，全市医养健康产业增加值力争达到 1100 亿元，占地区生产总值的 11%，成为市国民经济的支柱产业之一，其中健康服务业增加值占比达到 68%，基本形成投入多元、覆盖城乡的医疗服务体系和养老服务体系，医药制造、健康旅游、健康信息等行业发展水平稳步提高，医养健康产业竞争力进一步增强。到 2030 年，全市医养健康产业增加值占地区生产总值比重达到 15%。在智慧医疗、医养结合、医养健康等领域形成一批竞争力强的优势企业、知名品牌和关键技术，医养健康产业发展的核心竞争力显著增强。

习近平的健康观：以人民为中心，以健康为根本

2015 年 10 月，十八届五中全会首次提出推进健康中国建设，"健康中国"上升为国家战略。

在十八届中央政治局常委同中外记者首次见面会上，习近平总书记便表达出对人民健康福祉的密切关注：我们的人民热爱生活，期盼有更可靠的社会保障、更高水平的医疗卫生服务、更优美的环境……

"没有全民健康，就没有全面小康。"这是 2014 年 12 月，习近平在考察江苏镇江市世业镇卫生院时提出的观点。他谈到，医疗卫生服务直接关系人民身体健康。要推动医疗卫生工作重心下移、医疗卫生资源下沉，推动城乡基本公共服务均等化，为群众提供安全有效、方便价廉的公共卫生和基本医疗服务，真正解决好基层群众看病难、看病贵问题。

解决"看病难、看病贵"这一老百姓的迫切期待，一直被习近平

揣在心里。他多次在主持会议中强调医疗卫生改革的重要性，从破除公立医院逐利机制到推动建立分级诊疗制度，推进家庭医生签约服务，以期让老百姓在家门口能享受到便捷优质的医疗服务。

维护人民群众健康，公共卫生是重要防线。2015年11月25日，埃博拉出血热疫情防控工作表彰大会在京举行，习近平总书记作出重要指示，"要始终把广大人民群众健康安全摆在首要位置，切实做好传染病防控和突发公共卫生事件应对工作。"

医疗是个民生问题，事关国家发展全局，习近平在会见世界卫生组织总干事时，再次阐述了推进"健康中国"的决策部署：使全体中国人民享有更高水平的医疗卫生服务，也是我们两个百年目标的重要组成部分。

全民健身是全体人民增强体魄、健康生活的基础和保障，人民身体健康是全面建成小康社会的重要内涵，是每一个人成长和实现幸福生活的重要基础。我们要广泛开展全民健身运动，促进群众体育和竞技体育全面发展。

2015年2月15日，习近平主席在西安调研时表示：很多患者喜欢看中医，因为副作用小、疗效好，中草药价格相对便宜，像我们自己也喜欢看中医。

习近平强调，中医药学是中国古代科学的瑰宝，也是打开中华文明宝库的钥匙。当前，中医药振兴发展迎来天时、地利、人和的大好时机，希望广大中医药工作者增强民族自信，勇攀医学高峰，深入发掘中医药宝库中的精华，充分发挥中医药的独特优势，推进中医药现代化，推动中医药走向世界，切实把中医药这一祖先留给我们的宝贵财富继承好、发展好、利用好，在建设健康中国、实现中国梦的伟大征程中谱写新的篇章。

第三章
发达国家健康产业发展现状

欧美等地区发达国家早早完成了工业革命，国家富强、人民富裕。吃饭问题解决以后，就会率先考虑健康问题和生活质量问题。欧美等地区发达国家在推进健康方面积淀了很多经验，值得我们学习和借鉴。我们一起来看看美国、英国、日本、德国、瑞士等发达国家在推进医疗卫生、医疗保险、养老服务、医疗保健、生命科学、医药创新、健康管理等方面都有哪些做法。

美国：全科医生制+健康保险+领先的生命科学

美国健康产业最早起缘于 1963 年，以护理保健和医疗服务为主，是仅次于制造业、服务业、金融保险业、房地产业的产业，是增速最快的产业。金融危机后，美国的制造业和零售业萎缩，日常消费萎靡不振，健康产业却异军突起，成为美国经济的重要支柱产业。

美国将健康产业分为家庭及社区保健服务、医院医疗服务、医疗商品、健康风险管理服务、长期护理服务。从占比来看，家庭及社区保健服务占一半，是健康产业最大的一个板块。美国健康产业比例分布如图3-1所示。

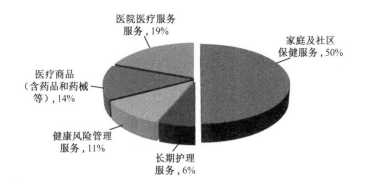

图 3-1　美国健康产业比例分布

美国是世界上最大的医药消费国和生产国，是全球最大的医药市场；美国在生物医药产业领域占有绝对的领导地位，主要得益于长期巨大的政府投入和雄厚的科研实力。在生命科学、化学和医学、物理学、计算机科学、材料科学等基础科学领域拥有一大批世界顶尖的科学家和先进的实验室，多年的原始创新和知识积累为美国生物制药产业、医疗产业带来了强大的知识和技术储备。政府政策支持带动整个社会对健康产业研发投资的增长,形成了良好的研发投资环境,政府一直保持对生物医药领域的投入力度。作为直接领导和开展各类生物医药科学基础研究的美国国立卫生研究院,长期得到财政的强力支持,是除美国国防部外获得政府财政支持最多的科研单位。

美国的医疗体制建立在私营医疗的基础上,医疗资源几乎全部由市场配置,辅助以公共医疗资源的供应,提高了医疗资源的配置效率。高度市场化的经济体制使资本进入健康产业的通道畅通无阻,从而促进了健康产业的发展。美国的医疗健康支出大多由私人和家庭支付,占全部健康支出的57%,联邦和州政府通过联邦医疗保健和联邦医疗援助计划支付43%的医疗开支。

健康风险管理业起源于美国。目前以健康风险管理为枢纽的健康产业链,已经成为美国增长最快的行业之一,每年的就业人数不断增长。美国健康风险管理行业由第三方公司和保险公司内部专业部门组成。除电话、互联网等集中型服务外,第三方健康风险管理公司还通过为家庭及社区保健服务机构提供信息系统、技术工具、专业培训,将健康风险管理服务下沉到社区一线。

美国将全科医生制称为医疗卫生体系的"守门人"制度,全科医生占全国医生总数的60%,卫生业务量占一半以上,一名全科医生一般签约3000名左右社区成员,签约成员和全科医生的关系十分密切,成员如有任何疾病,一般都会首先向自己的全科医生询诊,全科医生对签约成员进行全程服务，如有需要，还可以邀请专科医生会诊，但最后如何诊治得由全科医生而非专科医生决定，全科医生根据诊断和治疗情况，再决定是否转诊。全科医生制彻底解决了"就医难"的问题。全科医生的工作主要以预防保健、简单疾病治疗、慢性病治疗、持续跟踪治疗为主；尤其在医疗资源不足的地方，全科医生的作用更加会大大提高，除看病治疗外，有能力的医生还可以在其诊疗范围内做手术、接生，处理急诊、心理卫生及公共卫生等基础医疗工作，还担负社区的卫生教育、疾病管理、疫苗接种工作，对社区居民医疗保健做出贡献。

美国的家庭及社区保健服务除一部分全科诊疗服务外，大部分是进行健康促进、慢性病管理等健康风险管理服务，此类健康风险管理服务已在信息系统和专业培训的支撑下，与临床医疗体系系统地整合在一起。

美国的健康保险业十分成熟，商业医疗保险与医疗机构合作紧密，是健康产业保持良性发展的重要保障。美国的医疗保险业被誉为大健康产业的"看门人"。健康产业的再分配几乎都是由医疗保险业实现的，保险公司收取一定的保费支出，为投保人选定医生和相关医疗机构，利润的驱动使其通过与医院的合作加强成本控制，提高了成本节约度。

波士顿是世界著名的健康、医疗教育和医疗研究中心。波士顿医疗健康服务分工细化，各种专科医院和门诊、服务名目繁多，比较有特色的包括康复中心、医疗器械租赁服务、医疗咨询及管理服务、病床租赁服务、健康服务计划组织、健康服务法律机构等。波士顿一流的科研机构孕育出先进的科研成果，同时培养出大批一流人才。政府将推动医疗产业的发展提高到战略地位，为该产业的发展提供资金、政策和服务等支持。企业将科研机构的研究成果产业化，推动了科研技术的推广，进而使医院产业的创新得到更进一步发展。波士顿地区已经成为全球疑难杂症研究、诊断和治疗中心，在医院业务收入方面更是遥遥领先于美国医院的平均收入。

美国政府高度重视生命科学的研究。生命科学是 21 世纪最重要的自然和应用学科之一，涉及传统生物学，如植物、动物、海洋、生态、环境等，也包括一大批现代微观生物学，这里面有上百个学科，如生物化学、生物遗传工程等，另外现代分子制药、现代医学也都是宏观范畴的生命科学。人的衰老、癌变等方面的研究，以及脑科学、心血管疾病的研究等，都与人类的健康息息相关。而人活着就是为了更好地享受生活，因此健康应该是第一位的。医药保健卫生这个生命科学领域，我们没有任何理由落后，没有任何理由来淡化生命科学的教育。

我国从美国进口的不只是芯片，还有很大一块就是医药产品。治疗心血管疾病和癌症的药物、医疗器械，以及一些贵重的医疗耗材，很大一部分是从美国进口的，这充分说明美国在生命科学方面的研究比我们强很多。

中国科学院院士、著名生物科学家施一公教授强调指出：美国政府60%的科研经费用于生命科学研究。在耶鲁大学等大学的年度科研经费中，生命科学占70%~80%；美国有超过50%的院士从事生命科学研究。美国排名前十的研究型大学，包括耶鲁大学、哈佛大学、斯坦福大学，整个学校发表的文章60%以上都是有关生命科学的。美国民间投资最多的产业之一也主要集中在现代生物制药业。美国科学院2000多名院士中约有一半投身于生命科学领域。

英国：全科医院+医疗保险+超强的创新药研发

英国国家医疗服务体系（National Health Service，NHS）创建于1948年7月，是世界上最大的公共基金医疗服务。

英国的健康产业主要以国家医疗服务保障体系为主体，包括医疗服务（医院）、制药工业、医疗器械、医药流通、健康保险、健康管理等6个方面。

英国实行全科医生制度，全英国有4万多名全科医生，平均每名全科医生服务1600名居民。英国法律规定，凡是英国合法居民，均可就近在社区全科医生诊所注册。之后如果生病，患者便可前往相应诊所预约全科医生进行治疗。只有全科医生认为有必要时，患者才可转诊至医院接受进一步治疗。英国的医院通常不设普通门诊部，只有急诊病人才可直接前往医院就诊。全科医生不仅为社区居民提供初级卫生保健服务，也负责为患者选择就诊医院、科室及专科医生，向病人提供最合理、最有效的医疗卫生服务，从而提高了诊疗效率，减少了病人因"乱投医"而浪费的时间。

英国全科医生或称家庭医生有一半以上的收入来自政府固定的"人头拨款"。固定拨款意味着，家庭医生只有尽量节约使用医疗资源、节省开支，才能获得合理收益。这种拨款方式从源头上避免了过度医疗现象，也促使家庭医生更加精心地组织和开展预防性保健、妇幼保健和其他日常公共卫生服务，杜绝形式主义。

英国大使馆提供的资料表明：英国实行福利性全民医疗保险制度，其经费80%以上来自中央财政，其余来自人们缴纳的国民保险费、看病处方费和国民为享受及时且较高档次的医疗服务支付的费用。英国医疗卫生总费用约占国内生产总值的7%（美国约占17%），人均3800多美元（美国人均约7500美元）。随着公众对医疗服务需求的持续增加，医疗卫生费用不断增长，目前年支出已达1000亿英镑左右，财政不堪重负。英国新医改法案的一大目的是节约开支，拟每年节省17亿英镑。2011年，英国政府向国会提交的新的《健康和社会保健法案》（草案）

就提出，国家医疗服务保障要引入竞争机制。私营医疗机构、志愿者组织将能够与国家服务体系定点医院一样在 NHS 体系内提供医疗服务。

英国大学和研究机构在医药领域非常活跃。英国是世界制药业强国，与美国、日本并列世界三大药品研制中心。英国非常注重生命科学的研究，而且实力强大，是仅次于美国的最具活力的生物技术工业基地。位于剑桥、牛津、伦敦的大学形成了世界顶级的高生物科技研发集群，肯特郡、约克郡和曼彻斯特的生物技术工业水平很发达。英国同时还是世界生物制药的主要中心，在复合蛋白质和 DNA 技术疗法领域领先，英国生物技术工业是吸引海外投资的主要领域之一。

高度重视创新药物研究与开发。英国制药业销售收入的 30% 以上用于投资研发更新更好的药物。巨额的研发投入为开发新药奠定了物质基础。据统计，英国药品研发的投入产出率非常高，平均每 100 万美元的投入能催生 16 份研究成果报告，效率远高于美国和日本。据英国制药工业协会（The Association of the British Pharmaceutical Industry，ABPI）的报告显示，全球前 100 味处方药的 1/5 在英国研发。欧洲制药业上市公司中 40% 的药品来自英国。英国以全球 1% 的人口，孕育出了葛兰素史克与阿斯利康两大排名前十的制药企业，研发了近 20% 的最畅销药物并承担了约 1/10 的临床试验工作。同时，在雄厚的化学制药基础上，英国的生物制药技术也取得了快速发展。剑桥

MRC 分子生物学实验室先后取得了 DNA 双螺旋分子结构、抗体工程及单克隆抗体构建等一系列划时代的研究成果。

2011 年，英国开始探索将 NHS 与大数据技术结合，试图将 NHS 累积的医疗健康大数据运用于研究，并通过与产业、研究机构共享 NHS 的医疗健康大数据，进一步巩固英国医疗行业在全世界的领先地位，成为引领全球医疗创新的典范。2013 年，Care.data 项目正式启动，计划集中全英国的家庭医生、医院记录的病历及社会服务数据，将其上传到一个国家级中央数据库，形成医疗大数据后实现医疗数据的集中与共享分析。英国可能是第一个组建大数据健康平台，将医疗大数据资源整合的国家。遗憾的是，由于没有处理好个人隐私和信息安全问题，这一雄心勃勃的计划最终搁浅。

日本：全民医疗+医疗保险+最优的医疗服务

健康产业是日本最重要的支撑产业之一。日本的健康产业是预防、诊断、治疗、康复等商品和服务行业的总称，包括三大领域：医药行业、医疗保健系统、保健品和营养品。医药行业分为医药工业和医药商业两大类，医疗保健系统分为医院、诊所、保险及由国家提供的社会福利，保健品分为特定保健用食品和营养机能食品。2014 年日本健康服务市场结构如图 3-2 所示。

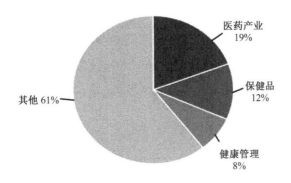

图 3-2 2014 年日本健康服务市场结构

早在 1978 年，日本从政府层面开始对国民健康加以管理。日本厚生劳动省首次推出国民健康运动计划，重点是推广健康体检，增加保健护士、营养师人数等。每个城市都设有由政府出资建立的公立健康管理中心，和当地公立医院及大学附属医院相互协作，为当地民众提供全面的健康管理服务。1988 年，厚生劳动省再次出台确保老人健康体检的机制，规范地区保健中心，培养健康运动指导师等。此外，日本还更加注重培养老百姓的运动习惯，制定运动指南，推进健身设施的建设等。2000 年开始实施的第三次打造国民健康对策，颁发了"健康日本 21 计划"。日本在 2002 年颁布了《健康促进法》，旨在为推动国民健康提供法律依据。

日本是长寿国家，全民平均寿命 88 岁，除齐全的社会养老医疗设施、高质量的空气、饮水及食物外,这更得益于政府对民众健康的积极管理。世界卫生组织(WHO)在最新的报告 *World Health Report* 中,从"医疗水平""接受医疗服务的难度""医药费负担公平性"等方面对世界各国的医疗体系进行了综合比较。日本因为"高品质的医疗服务""医疗负担的平等程度""国民平均寿命高"等,多年蝉联第一。

日本的医疗技术在很多领域具有世界先进水平,救治率与信用度等方面的优势十分明显,特别是在早期肿瘤、脑、心血管、内分泌、消化道等专科体检上更具有独特的优势。他们使用最新的超声波图像诊断装置等测量血糖、内脏脂肪含量等,以便早期发现动脉硬化和代谢异常,他们还会对改善生活习惯进行具体指导。统计显示,赴日本接受早期防癌检查的中国人,有 9%检测出早期癌症,超过 90%的人存在高血压、高血脂、高血糖等重大疾病风险。

日本拥有全球第二大医药市场,在发酵工程、生物医药(尤其是基因工程和单克隆抗体制备)、生物环保、生物能源等多个生物技术产业领域均具有独特优势,在药物发现、生物服务、医疗器械和功能食品等方面具有较强的科技实力和产业竞争力。早在 20 世纪 70 年代,日本投资巨额资金用于医药研发,起步阶段以仿创药为主,也就是 Me-too 药,这是基于一些已知药物的化学结构,进行一些化学成分的修改,形成新的分子结构,但不会影响药理作用机制和靶向位点。日本政府从20世纪80年代起控制药品价格,新药上市后价格每年递减5%左右,这对于制药企业从事新药研发是很大的推动力。新药上市门槛较低,企业的研发成果很容易转化为新药上市赢利,这为制药企业研发回报提供了强有力的政策保障。20世纪90年代,日本完全开放药品市场,在研发方面,日本企业小有建树,更多的Me-too药成功登陆欧美市场。21世纪,日本提出"生物技术产业立国"战略。日本政府出台了一系列政策用以激励国内的创新药物研发。

日本的医疗服务提供者主要为私营医院与医师。在日本,大约95%的诊所(医师办公室)和80%的医院是私营的,而享有盛誉的大型医院则主要为公共教学型医院。私人诊所与私营医院门诊部实施初级医疗服务,其间竞争也相当激烈。同时,日本所有的医院均为非营利性质的,禁止营利性医院经营。

日本的医疗费用包括三部分:患者看病时个人交付的费用、国民的健康保险费、国家和地方政府的医疗补助。各地方政府在上一年医疗费总额中,减去政府的医疗补助和患者个人交付的部分,剩下的就是国民健康保险费。国民健康保险费根据每家和每位居民的收入分摊,收入不同,交付的国民健康保险费也不同。医疗费用总额不同,每人每年交付的保险费也不同。保险费包括雇主为雇员缴纳的保险费(SHI)、投保者缴纳的保险费,以及地方与中央政府补贴。目前,日本医疗保险费率为工资收入的8%左右。医院、诊所经医疗保险组织审核批准，取得为被保险者提供医疗服务的资格。医疗机构定期将医疗结算清单送交医疗保险部门，并由其委托医疗费用支付基金会和国民健康保险团体联合会（第三方机关）进行审查，在无资源浪费的情况下进行支付。

通过建立全民参保的国民健康保险制度，切断了医生和药品供应商之间的利益链条，通过政府确定药价，药品制造和经营企业的利润在一定限度内得到保障。在日本，医生已经成为纯粹的诊疗师，其行医收入的主要手段就是通过实施诊疗、填写诊疗卡，从而获取相应的收入。日本政府为此采取的措施其实很简单：将医生划入高级技术服务行业，大幅提高医生的诊疗报酬。大幅提高诊疗报酬后，医生的主要收入来源从药品变成了医术。医术高超、具备服务精神的医生，被患者预约的次数就会增多，收入也会随之提高。医生的收入、社会地位自此与其医术形成正比。日本还鼓励建立私立医院，由于人均寿命的延长，公立医院的床位供给严重不足，20 世纪 70 年代以后涌现出大量社会的、私立的医院，这些医院提供了大量床位，后来许多被改造成疗养性医院，这是适应老龄化的卫生资源配置方式。日本应对老龄化而采取的措施之一是鼓励社会各界建立专门为老年人服务的老年病医院。将疗养性住院与其他住院类型分开管理，这有利于集中管理老年慢性病患者，从而降低医药费用。

根据规定，日本国民和在日本居住一年以上的外国人都要加入国民健康保险，缴纳一定数额的保险费，领取国民健康保险证。病人到医院就医，自己承担30%的医疗费，余下的由医院与就诊者所在的地方政府结算。日本医院或诊所要经过保险组织审核，符合资格者才可提供医疗保险服务。目前，日本有近百万家医院、诊所为医保患者提供服务，日本国民可持医疗保险卡到其中任意一家就诊。

日本在健康医疗领域享有"全球寿命最长，医疗服务最优"的声誉。有人说，美国人赚取生物医药和技术的钱，而日本人赚取医疗服务的钱。在很多人类生命健康的领域里，日本不是技术原创的国家，却能把这一技术经过研发转化，并与制造业和服务业紧密融合成一个新兴产业，加以推广应用。最近几年，日本推出"医疗服务+度假旅游"的休闲医疗计划，旨在让人们在日本度假休闲的同时享受日本的医疗服务。日本的旅游医疗费用相对较高，但由于其先进的医疗技术、医疗设备、医疗体系和非常周到的服务，吸引了很多高收入者加入这一计划。

日本的医疗器械产业具有很强的竞争力，早在20世纪90年代末日本医疗器械市场规模约占全球市场的15%，目前下降到8%~9%，仍是仅次于美国的第二大单一国家市场。但由于市场高度成熟，增速相对缓慢，预计未来日本市场在全球市场中的占比将继续下降。日本和美国的医疗器械在卫生总费用中的占比如图3-3所示，日本药品与医疗器械市场规模对比如图3-4所示。

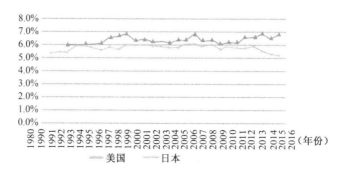

图 3-3 日本和美国医疗器械在卫生总费用中的占比

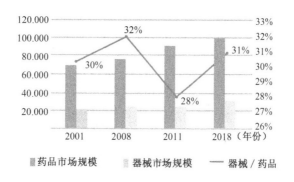

图 3-4 日本药品与医疗器械市场规模对比（单位：亿日元）

瑞士：全民医疗+医疗保险+顶尖的生物医药

瑞士是一个高收入和高福利的发达国家，不仅拥有完善的社会保障体系，还有全球公认的最现代化、最完善的养老体系。瑞士在生物制药、抗生素和抗衰老方面占据强大的全球市场地位。

瑞士对生物医药产业的投资相当于整个欧洲的40%，仅次于美国。瑞士每年的研发支出约占GDP的2.7%，在干细胞治疗、活细胞抗衰、肿瘤干预、医疗美容、心血管疾病等方面的技术遥遥领先，诞生了诺华、罗氏等全球知名生物制药企业。由于其政策制度趋于完善，资源配置较为合理，健康产业得以高速发展。

瑞士的医疗机构主要分为医院和私人诊所两种。政府对公立医院采取"管办分离"的模式，对医院的经费划拨则是通过医院联合会实现的。医院联合会对医院的申请进行评估权衡后，再提交给政府审批。医院和医生的医疗服务价格也由政府制定。

瑞士拥有非常成熟的医疗保险体系，最早始于19世纪末20世纪初，涵盖了疾病、生育，以及事故发生时的医疗和生活费用。医疗保险的资金来源主要是个人缴费和政府补贴，根据自愿，雇主也可以全部或部分承担雇员的医疗保险费用。医疗保险分为基本医疗保险（简称基本险）和附加医疗保险（简称附加险）两部分，基本险属于瑞士人的必保险种，负责支付患者的检查、诊治、护理、药品等费用的主要部分。在基本险基础上，如果还希望享受一些特殊照顾，如单人病房、自费药物、中医按摩、针灸等，可以再买附加险。

从医院设立、药品价格制定、医疗服务价格制定，到医院经费补偿、医疗设备采购、医疗保险公司运作，政府部门都全程参与。瑞士的行政机构好比一个服务平台，各种利益集团都在这一平台上维护自己的利益。经过反复的角逐，各个利益集团找到利益均衡点，政府的作用只是认可这个均衡点，并将之以法规的形式固定下来。

瑞士从1948年开始实行全民养老保险制度，之后逐渐发展为由国家、企业和个人共同分担、互为补充的三大支柱模式的养老制度，该制度以政府保险为主、商业保险为辅。前两大支柱可以保证人们在退休后领取相当于在职收入60%的养老金，足以使退休老人维持较高的生活水平。第三大支柱则是个人补充保险，以个人储蓄作为第三笔养老金。

瑞士的养老制度往往根据老年人的身体健康状态、生活自理程度及社会交往能力的不同，将他们分为自理型、半自理型和完全不能自理型三大类。不同类型的老年人入住不同的养老机构，各类型均有先进的健康养老管理手段、护理设备，以及严格的准入制度。养老护理普遍采用先进的欧洲基金质量管理模式，针对老年人的个性差异和不同需求，提供合适的护理设施和护理方式，通过评估、实施、再评估来保证优质的服务质量。养老护理人员和护工都要持证上岗，其中养老护理护士根据培训考核成绩被分为5级，每一级别都有明确的工作能力划分。

瑞士大约25%的老年人会选择机构养老，养老机构主要包括养老院、护理院和临终关怀机构等。养老机构既有政府主办示范性养老机构，也有企业、社会组织、个人出资兴办的营利性或非营利性养老机构。政府主办的示范性养老机构旨在解决由政府负责兜底的无子女老人的养老问题。

养老不仅局限于养老保险制度的建立和完善，还涉及养老院等养老产业的发展，瑞士每个州都要根据当地的实际情况制定老年福利政策和发展规划。在瑞士，大概有1700家养老院，每家养老院通常设有58张床位，最大的养老院也只有300个床位。养老院中60%为公立性质的，40%为私立性质的。虽然瑞士养老院的规模都不大，但是与其他欧洲国家相比，瑞士养老院服务人员与入住老人的配比是最高的，基本能够做到一对一服务。

瑞士凭借天然而优美的自然环境，抗衰老疗养产业成为健康产业新的增长点。大大小小的疗养院在瑞士遍地开花，这些疗养院配备了权威的专家医师，同时配备了先进的测试仪器，饮食起居更有经验丰富的营养师、护士、医师，甚至健身顾问和教练。一个私人定制高端服务的疗养中心，以健康为目的，可以满足客户的任何要求。这种以尖端医疗技术和专业医疗服务著称，拥有雄厚疗养师资团队、先进医疗设备、优美治疗环境的疗养中心使来自欧洲和世界各地的患者络绎不绝。

德国：医疗保险+医疗创新

德国是世界上最早开始建立社会医疗保障制度的国家。早在1883年，德国就颁布了世界上第一部《疾病保险法》，建立了法定医疗保险制度。德国医疗卫生体制的主导性原则从此确定，如居民收入达到一定标准则必须加入医疗保险系统，雇主和被保险人代表组成的非政府组织负责管理医疗保险基金，医疗保险的保费和收益都与收入挂钩，医疗保险的资金来源主要是工薪阶层和雇主等。

德国医疗保险制度的核心原则，即"团结互助、社会共济和高度自治"。根据德国宪法（1949年《基本法》），联邦政府为基本保险制度制定了大量政策条例，尤其是关于收益、选取资格、义务会员制、风险涵盖面、生病期间的收入维持机制、雇主雇员的保费分配等方面的内容，使得SHI制度的运作避免了政府行政等因素的干扰。法定医疗保险者的保费取决于投保人的经济收入，按照一定百分比从工资中扣除，由雇员和雇主共同负担。2005年前，雇员雇主各负担50%，之后调整为雇主负担46%，雇员负担54%。缴费基数设有封顶线和保底线，超过封顶线部分的工资不再征缴保费，而工资收入在保底线以下的则可免除缴费义务。政府每年会对封顶线、保底线标准进行适当调整。收入多者多缴，少者少缴，无收入者不缴，但法定医疗保险投保人享受的医疗服务却是完全一样的。

德国医保系统可以分为患者（需求方）、疾病基金会（支付方）、医师和医院（提供方）。患者选择疾病基金会，疾病基金会向医师和医院支付服务，而由疾病基金会代表患者对医疗服务的质量和价格进行有效监控。

德国共有2260家医院，约57.2万张病床，达到每千人697张病床，病床使用效率较高，平均使用率达80%以上。这些医院由公立医院、非营利性医院、私营医院构成，占比分别约为39%、40%、21%。从1990年开始，德国公立医院比重逐步缩小，私立非营利性医院和私营医院的比重逐步提高，市场份额也随之扩大。

目前，德国的私立医院不仅能够提供普通疾病的专科诊断和治疗这类二级服务，也能够提供疑难重症的专科诊断和治疗这类三级服务。患者必须首先到诊所接受诊疗，只有当诊所医生认为患者有必要住院治疗时，患者才能够凭转诊单前往医院治疗。之后，医院医生会根据患者病情确定治疗方案；如果需要住院治疗，则还需经过医疗保险公司的审批。

德国作为欧洲医疗创新产业的中心，多年前，德国联邦教育及研究部就发起了德国生物医疗计划，在全德国范围内建立了以医疗创新为国家战略重点的网络式布局。生物科技初创企业的数量和规模也呈现逐年增加的趋势，医疗创新拥有一个完整的产业链：高校及国家级科研机构进行研究创新；专利办公室对知识产权管理和回报的专业运作；研究创新商务拓展部协助科研人员筹备商务计划；国家级基金对具有应用价值的项目或分拆初创公司进行早期非稀释性扶持和投资；种子基金及天使投资人介入，风险投资介入；最终被大型制药及工业企业收购或者上市运作。以拜耳为龙头的制药业，以西门子医疗为代表的医疗器械产业，一直是德国健康产业的名片，在全球具有绝对的竞争优势。

法国：医疗保健+医疗保险

法国的医疗保健被列为世界第一。世界卫生组织曾经对世界各国医疗系统评估，给法国的评价为"几乎是世界上整体水平最好的医疗系统"。法国的全民医疗系统由政府的国家医疗保险提供财政支持。法国投入医疗事业的经费超过GDP的11%，人均消费为3926美元，大约77%的医疗消费由政府相关部门进行支付。

法国医院由公立医院和私立医院组成。公立医院主要解决较为复杂的专科医疗，如各类手术、急诊、急救等；私立医院主要处理部分外科手术、妇产科和康复科。法国公立教学医院（CHU）和最大规模的公立医院，分布在全法国各大中型城市，作为医学院的教学医院，除承担诊疗外，还承担前沿医学研究。城市中心医院分布在各中小型城市，规模虽小于 CHU，但质量标准和 CHU 相同，也负责部分医学生培训。

法国的医疗卫生体系分为全科医生私人诊所和医院体系，这两部分相互补充。需要确诊的患者，首先选择的是全科医生开的私人诊所，这里解决了大部分常见病和小病。病情严重的，全科医生就会建议找专科医生诊断。而专科医生的工作地点可以是自己的私人诊所，也可能是公立医院。法国医疗资源丰富，每一千人中大概有三四个医生、六七个床位。在法国，患者的平均住院时间不超过 5 天，人均医疗消费占 GDP 的 12%。虽然法国实施全科医生的转诊制度，但患者候诊时间却远远低于其他国家，患者通常在 3 天内都会得到良好的医治而不会被耽误治疗。

法国医疗保险的组织结构主要分为基本医疗保险和补充医疗保险两个方面。普通疾病可由社会基本医疗保险报销 70% 的医疗费用和药品。大多数法国人选择每年花 3400 欧元购买补充医疗保险，补充医疗保险可以报销剩余 30% 的费用，实现 100% 的医疗报销。

预防是养老政策的关键，这需要在全国形成一种引导。法国的养老服务和产品在欧洲一直处于领先地位，市场占有率和技术含量都排在前列。无论是养老院的整体设计，还是居家养老公寓内各种设施的设计，法国都有专门提供此类解决方案的公司。法国养老产业的另一大创新在于"非药物疗法"的研发。药物疗法和非药物疗法的结合，避免了老年人的过度医疗和药物副作用，可以在很大程度上提高老年人的生活质量。

法国从 2007 年开始制定了全境政策，促进各地区各方协调合作。在此基础上，养老公共机构和私营诊所组成了一个网络，为全境的老年人提供社会护理和医疗护理。政府还加强了资金补贴，用于减少失能老人的家庭负担，同时发扬职业人员的潜力，在全国范围内建立临时性接待机构，让负担过重的家庭有时间喘息。

法国的医疗保险体系对于老年人医疗保险覆盖也相当全面。据法国户主补充医疗保险局（MGEN）的首席执行官卫然（Jean-Louis Davet）介绍，法国的医保体系分为基本医疗保险和补充医疗保险。拿提供补充保险的 MGEN 来说，除提供疾病保险之外，公司还提供补充的健康、退休、失能保险等。公司还根据不同人群的收入水平制定了相应的保险计划，可以涵盖所有老年人群。

法国是欧洲第二大医疗器械市场，约占欧洲市场总份额的 16%，94% 的企业是中小企业。医疗器械产业共有 1079 家器械制造商，350 家零配件制造商和 354 家分销商，其中 790 家为法国本土企业。医疗器械和设备主要分为四类：个人用途产品类、设备类、体外诊断产品类和远程医疗设备类。

欧美等地区发达国家健康产业发展启示

前面我们分析了美国、英国、日本、瑞士、法国等发达国家在推进健康产业发展方面的主要做法，有一些值得我们思考的地方。

一是完善的健康医疗保险体系，需要更多的商业医疗保险参与。虽然我们也基本实现了社会保险全覆盖，但是还有很多不完善的地方，而且报销比例较低，还有一些限制条款，主要原因在于我国虽然是第二大经济体，但我国还不是发达国家，起点低、基础较为薄弱。这个阶段正是国家静下心来解决全民健康的时候。无论美国还是其他发达国家，尽管实行了全民医疗和免费医疗，也需要商业医疗保险的参与和配合。因此，健康医疗并不仅仅只是依靠国家财力就可以解决的，还需要更多社会资本和专业服务机构的积极参与，也就是说，全民健康需要全民参与、社会参与。

二是以预防为主的主动健康模式值得全民推广普及。随着国民素质的提升，人们对健康科学的认识非常重要。要在中小学教育中，加入科学普及健康常识，养成良好的生活习惯、学习习惯、锻炼习惯，以及良好的、健康的心理，并学会自我调节，有效阻止病痛，提高身体健康水平。

三是医养结合，有病不能仅仅靠"医"，还需要靠"养"。发达国家非常注重医养结合，如日本、瑞士，都强调高质量的医疗服务。围绕医疗，诞生了庞大的高端医疗服务产业。

四是注重前沿性生物技术的研究。美国在生命科学领域一直是领导者的角色，包括最先进的基因检测、医疗检验检测仪器、医疗器械、医疗影像、生物材料、创新药、信息软件、持续性投入，加上顶尖的科研机构和世界级的科学家团队，这支撑了美国在生物医疗和生命科学领域绝对的领导地位。英国、日本在新科技的研发领域，坚持持续性的投入，确保其在医疗技术、医疗装备和创新药方面的先进地位。

五是建立多层次的医疗服务体系，激活民营资本的参与。现在公立医院比重太大，机制体制局限性太多，医生的积极性不能有效提高，灰色产业链长期笼罩在医院、医生和医药企业之间，严重侵害了患者的合法权益，增加了患者的不合理负担。应该借鉴国外的监管模式和发展模式，适当放开医疗市场，加强监管，进一步深化医药管理改革，发挥医疗保险公司的第三方作用和监督作用，净化医疗市场。

2019年7月25日，全国推进健康中国行动电视电话会议在北京召开。国务院总理李克强做出重要批示。批示指出：实施健康中国行动，提升全民健康素质，功在日常，利国利民。近年来，各地区、各部门在完善国民健康政策、深化医药卫生体制改革、实施疾病预防和健康促进等方面做了大量工作，人民健康水平大幅提高。要进一步落实大卫生、大健康理念和预防为主方针，加强政策统筹和部门协同，推动健康中国行动不断取得新成效。要大力倡导每个人是自己健康第一责任人，广泛普及健康知识，鼓励个人、家庭积极参与健康行动，促进"以治病为中心"向"以人民健康为中心"转变，有效提升健康素养，在全社会加快形成更健康的生活方式，不断提升人民群众的健康获得感、幸福感和生活质量。

第四章

解读"健康中国2030"行动

健康不只是医院的事情，也不只是有病没病的事情，而是国家整体战略，上升到国民综合素质提升和国民幸福的层面，将疾病预防与疾病治疗、病后康复保养、增强身体体质、树立良好生活习惯等大卫生、大健康诸多要素紧密结合。

本章重点讲述"健康中国 2030"行动的核心要点。

一是目标明确。到 2030 年，围绕"全民健康"，素养水平大幅提升，健康生活方式基本普及，居民主要健康影响因素得到有效控制，因重大慢性病导致的过早死亡率明显降低，人均健康预期寿命得到较大提高，居民主要健康指标水平进入高收入国家行列，健康公平基本实现。

二是原则清晰。把提升健康素养作为增进全民健康的前提，根据不同人群特点有针对性地加强健康教育与促进，让健康知识、行为和技能成为全民普遍具备的素质和能力，实现健康素养人人有。坚持早期干预、完善服务。对主要健康问题及影响因素尽早采取有效干预措施，完善防治策略，推动健康服务供给侧结构性改革，提供系统连续的预防、治疗、康复、健康促进一体化服务，加强医疗保障政策与健康服务的衔接，实现早诊早治早康复。

三是完善医养结合，推进医疗卫生与养老服务融合发展，推动发展中医药特色医养结合服务。鼓励养老机构与周边的医疗卫生机构开展多种形式的合作，推动医疗卫生服务延伸至社区、家庭。支持社会力量开办非营利性医养结合服务机构。

四是扩大中医药健康管理服务项目的覆盖广度和服务深度，根据老年人的不同体质和健康状态提供更多中医养生保健、疾病防治等健康指导。推动中医医院与老年护理院、康复疗养机构等开展合作，推动二级以上中医医院开设老年医学科，增加老年服务资源，提供老年健康服务。

五是鼓励和支持科研机构与高新技术企业深度合作，充分运用互联网、物联网、大数据等信息技术手段，开展大型队列研究，研究判定与预测老年健康的指标、标准与方法，研发可穿戴老年人健康支持技术和设备。加强科技攻关和成果转化，运用临床综合评价、鼓励相关企业部门研发等措施，提高新型疫苗、诊断技术、治疗药物的可及性，降低患者经济负担。

国家层面对健康的管理发生了重大改变，从以"治疗疾病"为中心向以"健康"全要素市场为中心转变，从注重"治已病"向注重"治未病"转变；从依靠医疗卫生健康系统向社会整体联动转变；从宣传倡导向全民参与、个人行动的转变。

由此我们可以看出，"健康中国 2030"行动不仅仅是要做到全民健康，全民享有医疗保健的权利，而是要提高全民健康水平与健康幸福指数，同时大力提倡科学健康、主动健康和健康管理，树立科学的健康理念和良好的生活活动规律、拓展高质量高水平的医养结合项目建设，做到医养全覆盖、健康全覆盖。这是一项长期的系统性工程，需要金融、保险、产业基金、医疗机构、医疗院校、地方政府、投资商全方位参与，共同配合，才能做大做强我国健康产业。"共建共享"将作为"建设健康中国的基本路径"，打通健康领域全要素市场，坚持政府主导，动员全社会参与，推动社会共建共享，实现全民健康。

健康产业是一项系统性工程，会爆发巨大的市场需求。有人说未来我国健康产业的规模是 10 万亿元，有人说 20 万亿元。如果按照 2030 年我国 GDP 的规模，预计至少突破 150 万亿元，按照健康产业占 GDP 15%的比重来看，2030 年我国健康产业将至少突破 20 多万亿元。目前我国健康产业仅仅 5 万多亿元，至少未来 10 年，将会增加 15 万亿元。健康的概念已经发生了根本性改变，外延和内涵都不同程度拓展，为疾病预防、疾病检测、健康体检、健康管理、医疗保健、养生按摩、运动休闲、营养品、护肤品、医疗美容、医疗护理、度假医疗、可穿戴、人工智能、3D打印、机器人等行业提供了巨大的市场商机。

第五章

健康产业发展新趋势

健康产业发展将彻底摆脱医院和药品的二元结构模式，彻底摆脱病人被医院和高价药束缚。吃不起药，看不起病，以及难以解决的医患矛盾将彻底得到解决。健康产业围绕以预防为主，主动锻炼，主动健康、医养结合，康养结合，康旅结合，呈现出社保医保与商业医疗保险结合的多模式发展业态。某种程度上说，今后的健康产业就是维持健康的产业，也是治疗疾病与康复疗养的产业，也是健康管理的产业。

可以预见的是，未来的健康产业大格局中，医院不再是轴心，药品也不再是必需品，看医不再困难，也不会出现看不起病的情况。但是医院永远不会消失，医生反而变得更有社会地位；药品也不会消失，各种特效药、保健品、营养品将更加丰富。医院的表现形态将发生巨大变化。社区医院、特色专科医院、养老医院、疗养医院、康复医院将成为健康的守护神。医院布局将变得更加分散，更加扁平化，更加社区化，更加特色化。以"医养""康养""疗养""康旅""互联网健康""智慧健康"为主体的健康产业综合体商业模式将遍布中小城市和乡村。空气质量好，环境气候好，交通优势明显，有山有水的旅游度假区、乡村度假养生地将成为投资者的首选。

健康产业综合体项目，也可以说是健康产业小镇项目，涵盖了吃、住、游玩、就医、度假、休闲娱乐、养生的全要素。一个健康产业度假区就是一个小社会，回报也是可观的。但是未来这样的项目多了以后，竞争也是很激烈的，高品质和独具特色的项目才能脱颖而出。有人把这种模式称为"大健康产业"。之所以加上"大"，是因为与传统的医疗与药品二元模式比较，其内涵和外延已经发生根本性改变。为了更好地区别和突出重点，变成"大健康产业"。大健康产业的"大"，突出了健康产业的全要素、全生命周期特点，是一个综合性的概念，把我们的吃、住、游玩都包含进去了。

目前，养老社区一部分是专业养老医院，一部分是把医院与酒店式养老社区结合，档次高一些的可以达到三星或四星级标准，甚至五星级标准。养老社区的房子一部分销售，一部分租赁。有些效益很好，有些效益一般。效益好的，房间设施完善，外部环境条件好，能够满足有一定实力的家庭把老人寄托在公寓，就医方便，家人放心，患者舒心。效益不好的项目，主要是缺医少药，医疗配套服务跟不上，环境条件一般。软件和硬件其实只是一个方面，还有一个值得我们关注的方面是，制约这个产业发展的关键是这些养老医院能否进入医保，以及报销比例有多少，因为对于大多数老年人和疾病患者，医保对他们至关重要。

有些地方对这类养老项目不太看好，在他们眼中，这就是一个房地产项目，只不过与养老结合，变成了养老地产。很多养老项目按照国家规定，还可以申请免税。一旦免税，一些地方政府对公益性的养老项目就更不热心了。但是，好的健康产业小镇项目需要看远一点，看项目本身对当地相关产业的延伸。不能看得太现实，很多事情需要时间去检验，也需要智慧去发现。作为项目业主，需要智慧去挖掘项目本身的内涵和外延，拓宽服务边界，增强服务功能。

养老医院和养老社区项目目前比较普遍，也没有多少新意，模式已经很成熟，现在面临的是如何进一步创新，进一步规模化、特色化、国际化的问题。

还有不少项目并不是面向老年人和残疾人的，而是学习日本、韩国、瑞士那样，与度假旅游医疗打包在一起，少则半个月，多则一个月，把项目打造为特色的高端的国际性医疗养生项目。比如，瑞士的抗衰老项目，打一针就好十几万元，一年要去打两三次，少则二三十万元，多则上百万元。韩国的美容，价格不菲，少则一二十万元，多则四五十万元。日本的深度体检项目也是高消费。这些项目都吸引了不少有钱人。这种度假休闲与体检、保健、养生、康复结合的商业模式，突出的是"特色"和"服务"，让顾客得到的是"享受"，在轻松愉快的自然环境下使身心得到精心呵护。这几年杭州及其周边诞生了很多特色民居，彰显了当地民俗文化特色，如果再加上养老项目和医养项目，效果或许会更好。

商业体检这个行业已经诞生了好几家上市公司，商业模式也比较成熟，主要是开发大客户，对顾客每年开展一次体检，靠体检赚钱。商业模式比较简单清晰，投入也不大，难的是客户开发。但是在中国13亿人口的大国，这倒不是什么难题。中国几乎做什么事情都不缺市场，缺的是有竞争力的产品和服务。健康体检这个行业作为健康管理的一部分，挣的只是健康管理的一个小头，大头在后头，那就是健康大数据的挖掘和利用。相信很快会诞生一大批产品经过迭代、服务内容更多，与健康体检数据挖掘利用更紧密的新兴公司。健康体检这个行业如今到了升级迭代的时候。

早在2011年，英国就开始信誓旦旦的要开展医疗保健系统与健康大数据融合项目，由于没有处理好个人的隐私问题，项目被逼迫搁浅。但是今天的社会环境与2011年相比已经发生了很多改变，互联网技术已经日新月异，我国对个人隐私的要求还没有那么严，整体环境比较宽松，有利于行业率先发展。正如我国的微信、微博、抖音等及时交流工具，如果是在英国那么严苛的环境下，几乎很难有生存发展空间。先发展后规范的情况在很多西方大国，也是允许的，特别是对于新事物的诞生，应该采取宽容的态度，不能把未知湮灭在萌芽中。相信我国健康大数据产业很快会迎来高速发展期。即便今日，英国也很难干成中国可以干的事情。中国之所以发展这么快，核心还是小平同志说的"不管白猫黑猫，能捉老鼠的就是好猫"。不争论是对的，在加州修一条高铁，争论了10年还没定下来，而成本年年增加，原来预算的钱已经修不了高铁，关键是浪费了很多时间成本，机会成本。这或许就是不仅没有前进，反而在倒退。要是在中国，已经修了好几条这样的高铁。现在全球的高铁里程达3万多公里，80%在中国。这就预示着中国真的在崛起。虽然在很多高科技领域，中国的确还不占优势，但是在基础设施建设，特别是高速铁路、机场、高速公路、桥梁、房屋建筑等领域，中国已经是当之无愧的领导者。世界最复杂最艰险的桥梁隧道公路都是中国人修建的。

商业医疗保险是指由保险公司经营的，营利性的医疗保障。消费者依一定数额缴纳保险金，遇到疾病时可以从保险公司获得一定数额的医疗费用。商业医疗保险是医疗保障体系的组成部分，国家鼓励用人单位和个人参加商业医疗保险。商业医疗保险主要有以下四类：重大疾病保险、费用报销型医疗保险、收入津贴型医疗保险、长期护理医疗保险。商业医疗保险在国外一般都拥有相当大的市场，如西欧、美国、日本等地的医疗保险制度都相当发达，尤其是美国，85%以上的人口拥有各种商业医疗保险。

早在 2014 年 11 月 17 日,国务院办公厅发布《关于加快发展商业健康保险的若干意见》,提出到 2020 年,基本建立市场体系完备、产品形态丰富、经营诚信规范的现代健康保险服务业。《关于加快发展商业健康保险的若干意见》从 3 个方面提出了加快发展健康保险的具体举措。一是丰富商业健康保险产品,大力发展与基本医疗保险有机衔接的商业健康保险,积极开发与健康管理服务相关的健康保险产品,开展长期护理保险制度试点,积极开发面向老年人、残疾人等人群的健康保险产品,加快发展医疗执业保险,支持健康产业科技创新。二是推动完善医疗保障服务体系,全面推进并规范商业保险机构承办城乡居民大病保险,加大政府购买力度,鼓励商业保险机构参与各类医疗保险经办服务,鼓励商业保险机构与医疗卫生机构合作,强化商业保险机构对定点医疗机构医疗费用的监督控制和评价。三是提升管理和服务水平,加强管理制度建设,加强健康保险人才队伍建设,努力提供异地转诊、就医结算等优质服务。提升信息化建设水平,支持商业健康保险信息系统与基本医疗保险、医疗机构信息系统进行必要的信息共享。

2017 年 7 月 4 日,国务院办公厅印发《关于加快发展商业养老保险的若干意见》,部署推动商业养老保险发展工作。《关于加快发展商业养老保险的若干意见》明确从 4 个方面部署推动商业养老保险发展。一是创新商业养老保险产品和服务,鼓励支持商业保险机构开发多样化商业养老保险产品,积极发展安全性高、保障性强、满足长期或终身领取要求的商业养老年金保险，积极参与个人税收递延型商业养老保险试点，为个人和家庭提供个性化、差异化养老保障；推动商业保险机构提供企业（职业）年金计划等产品和服务，面向创新创业企业就业群体需求，提供多样化养老保障选择；鼓励商业保险机构为养老保险制度改革提供支持和服务，依法依规有序参与基本养老保险基金和全国社会保障基金投资运营管理。二是促进养老服务业健康发展，鼓励商业保险机构投资养老服务产业，为养老机构提供风险保障服务，建立完善老年人综合养老保障计划。三是推进商业养老保险资金安全稳健运营，坚持风险可控、商业可持续原则，发挥商业养老保险资金长期投资优势，稳步有序参与国家重大战略建设实施，参与重大项目和民生工程建设，促进商业养老保险资金与资本市场协调发展，审慎开展境外投资业务。四是提升管理服务水平，加强制度建设，提升服务质量，发展专业机构，强化监督管理，实现商业养老保险资金保值及合理回报，提升保险保障水平。

《关于加快发展商业养老保险的若干意见》提出，发展商业养老保险要坚持改革创新，提升保障水平；坚持政策引导，强化市场机制；坚持完善监管，规范市场秩序。到 2020 年，基本建立运营安全稳健、产品形态多样、服务领域较广、专业能力较强、持续适度盈利、经营诚信规范的商业养老保险体系，商业养老保险成为个人和家庭商业养老保障计划的主要承担者、企业发起的商业养老保障计划的重要提供者、社会养老保障市场化运作的积极参与者、养老服务业健康发展的有力促进者、金融安全和经济增长的稳定支持者。

商业养老保险是商业保险机构提供的，以养老风险保障、养老资金管理等为主要内容的保险产品和服务，是养老保障体系的重要组成部分。发展商业养老保险，对于健全多层次养老保障体系，促进养老服务业多层次多样化发展，应对人口老龄化趋势和就业形态新变化，进一步保障和改善民生，促进社会和谐稳定等具有重要意义。

目前，我国参与医疗商业保险的公司大概100多家，商业医疗报销收入大概6000多亿元。到2020年，我国健康险市场渗透率以26%来计算，人均每单消费价增长到3500元，市场将达到1.3万亿元。美国医疗卫生总支出比例为33%左右。从规模上，美国商业健康险市场规模已达到中国的60多倍。

美国的商业健康保险基本上建立在为客户提供医疗健康保障服务的基础上，美国健康险的经营模式在20世纪90年代完成了由传统的费用报销型到管理式医疗的转型，打通了健康险的商业模式。从客户消费体验方面，管理式医疗较传统报销型更有优势，将健康管理和健康维护纳入健康保险服务，丰富了健康保险的服务内涵。从成本控制（医疗控费）方面，管理式医疗加强了"医""保"合作，强化对医疗行为的管控，促使医疗资源合理使用，减少过度医疗行为导致的医疗费用快速上涨。

我国目前的商业健康保险还比较传统，还是以"投"为主，缺乏手段和机制。由于其缺乏与之对应的医疗健康服务体系支持，且以投资型为主，缺乏医疗健康服务的商业健康保险实体支撑，无法回归到健康保险的本质。商业健康保险的发展需要有从垄断向充分竞争性的医疗服务市场转变，只有足够的竞争，才会产生更好的服务和更好的产品。

成熟的商业医疗保险是健康产业良性发展非常重要的一环，直接影响到医院收费、药品定价，是社会保险必要的补充，可以有效减轻患者的负担。目前，我国商业医疗保险制度还不完善，保险企业推出的保险产品还比较缺乏，商业医疗保险与医疗保险无缝对接还需要时间。

我国医疗器械产业规模还比较小，应用市场足够大，但是由于起步晚，科研实力薄弱，科研人才严重短缺，还缺乏有竞争力的产品。

目前国内医疗器械生产企业约有1.6万家，上市公司数量在45家左右。而从营业收入上看，国内医疗器械领域的龙头企业是迈瑞医疗、联影医疗、乐普医疗、新华医疗等，规模都在百亿左右。从医疗器械与药品的产业规模比例看，中国是1:4.5，而美国是1:1。目前国内规模最大的医疗器械企业销售收入还不如国外的一个研发投入。

我国医疗器械的细分领域如图5-1所示。

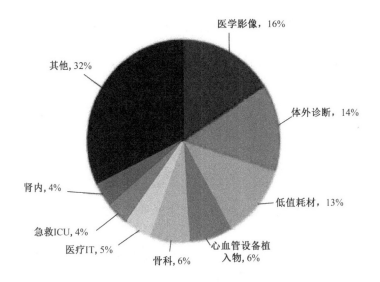

图 5-1 我国医疗器械的细分领域

资料来源：中国健康产业蓝皮书，中信建投证券研究发展部。

医疗器械同质化竞争严重，迫切需要科技创新。我国医疗器械行业"小而散"的现象还将长期持续。解决的办法，一是持续性资金投入，选准研发方向；二是顶尖研发人才，有了资金保障就可以在全球招揽优秀人才，与顶尖科研院所合作开发新产品；三是强化管理，创新型企业的管理模式与传统企业的管理大不一样，要有战略，有全球化视野。医疗器械总体来说是暴利性行业，投入周期相对较长，还要临床试验，还要拿很多证，一般一个产品要确保有 10 年周期，才能投放市场。但是 10 年以后的市场又很难精准把握，很多人认为医疗器械行业是大企业"玩"的,不适合小企业。

全球医疗器械市场情况及 2019 年预测如图 5-2 所示。

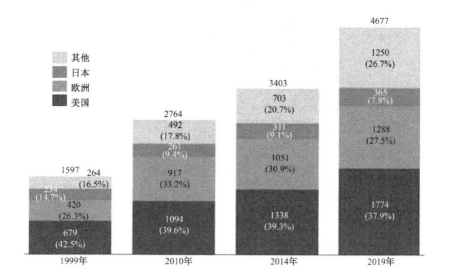

图 5-2　全球医疗器械市场情况及 2019 年预测（单位：亿美元）

资料来源：日本厚生劳动省，国金证券研究所。

2017 年 10 月 8 日，中共中央办公厅、国务院办公厅印发了《关于深化审评审批制度改革鼓励药品医疗器械创新的意见》。《关于深化审评审批制度改革鼓励药品医疗器械创新的意见》指出，我国药品医疗器械科技创新支撑不够，上市产品质量与国际先进水平存在差距。为促进药品医疗器械产业结构调整和技术创新，提高产业竞争力，满足公众临床需要，还需要在以下几个方面做出努力。

一是临床试验机构资格认定实行备案管理。具备临床试验条件的机构在食品药品监管部门指定网站登记备案后，可接受药品医疗器械注册申请人委托开展临床试验。临床试验主要研究者应具有高级职称，参加过 3 个以上临床试验。注册申请人可聘请第三方对临床试验机构是否具备条件进行评估认证。对开展临床试验的医疗机构建立单独评价考核体系，仅用于临床试验的病床不计入医疗机构总病床，不规定病床效益、周转率、使用率等考评指标。鼓励医疗机构设立专职临床试验部门，配备职业化的临床试验研究者。完善单位绩效工资分配激励机制，保障临床试验研究者收入水平。鼓励临床医生参与药品医疗器械技术创新活动，对临床试验研究者在职务提升、职称晋升等方面与临床医生一视同仁。允许境外企业和科研机构在我国依法同步开展新药临床试验。

二是加强药品医疗器械全生命周期管理。推动上市许可持有人制度全面实施。及时总结药品上市许可持有人制度试点经验，推动修订药品管理法，力争早日在全国推开。允许医疗器械研发机构和科研人员申请医疗器械上市许可。医疗器械上市许可持有人须对医疗器械设计开发、临床试验、生产制造、销售配送、不良事件报告等承担全部法律责任，确保提交的研究资料和临床试验数据真实、完整、可追溯，确保对上市医疗器械进行持续研究，及时报告发生的不良事件，评估风险情况，并提出改进措施。

三是发挥企业的创新主体作用。鼓励药品医疗器械企业增加研发投入,加强新产品研发和已上市产品的继续研究,持续完善生产工艺。允许科研机构和科研人员在承担相关法律责任的前提下申报临床试验。使用国家财政拨款开展新药和创新医疗器械研发及相关技术研究并作为职务科技成果转化的,单位可以规定或与科研人员约定奖励和报酬的方式、数额和时限,调动科研人员参与的积极性,促进科技成果转移转化。

今天,在人工智能、机器人、3D打印、可穿戴、大数据、互联网等新兴技术蓬勃发展的大背景大趋势下,医疗器械产业正迎来发展机遇,数字制造、智慧医疗在某种程度上给医疗器械、医疗服务行业带来了新的机会。医疗器械行业应该积极主动接触新技术,主动与机器人、3D打印、人工智能、可穿戴、互联网等新技术融合,开发更多新产品。

康复医学是20世纪中期从美国兴起的,与预防医学、保健医学、临床医学并称"四大医学"。其通过理疗、作业、运动等疗法减轻、弥补和重建人的功能障碍。按病种分,康复医学包括:神经系统疾病康复(脑卒中等)、骨关节肌肉疾病和伤残康复(截肢骨折等)、心血管及呼吸系统疾病康复、老年康复、儿童疾病康复、精神残疾康复等6大类。

治疗方式主要通过康复治疗组,含物理医学与康复医师

（Physiatrist）、物理治疗师/士（PT）、作业治疗师/士（OT）、言语矫正师（ST）、心理治疗师、假肢与矫形器师（P&O）、文体治疗师（RT）、社会工作者（SW）。

美国的三级康复体系完全按照需要康复群体的康复进程进行搭建。三级康复体系为需求群体打造了全流程的康复方案。基于 FIM（Function Independent Measure）独立功能量表进行评估，然后由保险公司按照 FRGs 评估年龄、并发症、治疗效果、预算康复费用并随之调整，指引患者去向。美国已经形成完善的三级康复医疗体系，包括负责急性期康复的住院康复机构（IRF），负责急性后期康复的专业护理机构（SNF）和长期护理医院（LTCH）与家庭康复。2015 年美国全国共有 IRF 1182 家，其中独立的 IRF 262 家。

康复医学均作为专业被纳入大学课程，全美共有 761 所高等院校设有康复医学专业。由康复医师作为治疗计划方案的制定者及团队中心，由康复治疗师具体实施。康复治疗师收入从 5 万～10 万美元不等，而康复医师则更高。

康复理疗和康复辅助器具这个产业现在还比较初级，基本属于劳动密集型产业，科技含金量不高，附加值低，无法适应大健康、大卫生的发展需求。康复理疗、保健按摩行业需要进一步规范、系统性培养专业人才、提高专业服务水平、制定行业国际标准，未来人才缺口很大。康复辅助器具主要服务于残疾人和老年人。我国现有残疾人口

8000万，需要辅助器具的80岁以上老年人口大概为5000万，至少有1.3亿人口的巨大需要，民政部曾经做过规划，2020年产值突破7000亿。但是，现有的康复辅助器具企业中，大部分由过去民政系统的假肢厂改制而来，长期以来机制老化，缺人才、缺技术、缺资金、缺人才、缺项目、缺产品，与行业发展很不匹配。唯一不缺的就是市场。之所以缺乏人才和技术，核心还是缺乏动力，残疾人、老年人在某种程度上还是弱势群体，本来收入就低，行动不方便，没有更多资金去"武装"自己。高科技的康复辅助产品价格不菲，远远超过大多数残疾人、老年人的购买能力。核心是很多辅助器具没有进入医保，不能报销。国外有很多模式在弥补行业短板，比如租赁模式，很多养老院、康复医院都完全可以通过租赁模式与国家医保、国家专项补贴结合，让残疾人朋友和行动不便的老年人拥有方便、幸福的生活。

我国开设康复治疗学的本科院校不足100所，每年的毕业生（含医师及治疗师）仅有1万多名。拥有康复医学与理疗学的硕士招生单位仅有34个，博士招生单位仅有9个，康复医学各层次教育的培养模式、课程设置、教学内容、师资条件等缺乏规范标准。

我国实际拥有康复科的综合医院3000多家，二级以上的医院有9000多家，与需求相比，只有不到一半的二级以上医院设立了康复科。在职康复医师不足2万名，治疗师15000名，即每10万人口匹配1.3位康复医师，而在发达国家，要求每10万人口匹配30～70

位康复医师。

现阶段我国康复服务的专业化程度不高,品质区分不明显。大部分康复服务集中在脑卒中和骨科,类似于颅脑损伤、脑肿瘤术后、脊柱(脊髓)损伤和人工髋/膝关节置换术等专业术后康复服务的需求还远远没有被满足,类似病人的整个康复过程都处于住院阶段,医疗床位周转率低下。

康复科在很多医院都是属于二类科室,不被重视。与发达国家的医疗机构收入主要为患者对医生的知识、技术买单不同,我国的医疗机构主要收入来源于药品,而康复治疗多采用物理手段,并不能为医疗机构带来这部分收入。据悉,综合医院的一张康复病床一天可以为医院带来 300~500 元收入,而如果将病床给外科,则一天收入在 3000~5000 元。康复科用药少,大部分治疗靠的是治疗师的辅助手段而非药物,与医院其他科室相比,康复科创收能力太差。这在客观上造成了部分综合大医院建立康复科室只是为了满足政策要求而应付了事,不但病床数极少,甚至设备也不齐全,无法提供有效治疗,康复医疗在综合性医院就无法推广开。

我国的康复治疗体系中,特色的中医疗法效果独特。针灸、推拿、火罐主要用于治疗偏瘫、截瘫、脑瘫及各科疑难杂证。发挥中国传统疗法的优势,总结出的治疗偏瘫的辨证施针、头部围针、分期巨刺,治疗偏瘫痉挛的拮抗肌取穴,巨刺加运动疗法及治疗截瘫的督脉电针等一系列特色疗法，临床疗效显著。

我国康复医学源远流长，《素问·五常政大论》曾提到：其病久者，有气从康，病去两瘠，奈何……养之和之，静以待时，谨守其气。大意是康复患者调理及正常人防病保健的方法。随着中医理论及治疗水平的不断完善，中医康复学也形成了很多有特色并有临床实践效果的康复方法。适合心脏病患者康复的方法主要有精神、饮食、运动、药物、针灸及环境疗法等。

智慧医疗项目将全面普及。现在我们所有的医院、诊所、养老院、康复医院，商业医疗保险都是零散和孤立的，没有形成资源共享，没有实现功能链接，就好比都是互联网平台上的"孤岛"。今天，我们必须打通这些环节，实现各要素市场的充分整合。每个人都可以随时监测自己的体温、血压、心跳、血氧，掌握自己的睡眠状况，总结自己的身体规律，身体不舒服的时候不用去医院，就能够通过社区医生了解病情，分清病因。即使去医院，去哪家医院，都可以提前预约，有专门陪护，医保和商业医保统一结算。支撑这些的就是大数据平台。智慧医疗之所以被称为"智慧"，核心是解决了很多共性问题，使看病就医、健康保健变得更加方便，服务更加周到。

以"医养结合"为主题的新一轮健康产业小镇将迎来高峰期。"医养结合"就是将医疗资源和养老资源、康复资源、旅游资源充分结合。所谓"医"包括医疗康复保健、医疗按摩、医疗护理、医疗咨询、医疗检查、疾病诊断等服务。"养"主要是指生活调养、身体护理、主动锻炼、精神心理辅导等。未来五年，各具特色的健康产业小镇将与美丽乡村同行，在自然环境良好、交通区位优越的养生休闲圣地至少诞生上千家。以健康休闲、健康养生、健康理疗、疾病治疗、养老、保健为主题的健康产业小镇，将更加注重服务链延伸和产业链延伸。在过去传统的"医院"+"养老"的基础上增加"健康管理""康复医疗""健康养生""休闲运动""健康食品"等项目。日本林业厅于1982年提倡全民"森林浴"，召开了首届"全日森林浴大会"。此后，医学调查证实了森林的放松效果，确认了NK细胞能使免疫功能强化、提升，森林与健康的关系开始受到关注。现在这里每年春秋都会召开一次森林浴大会，迄今为止已召开了50多次，这里也成了名副其实的"森林浴发祥地"。今后各种"森林浴""阳光浴""沙滩浴""温泉浴"将成为健康产业小镇不可或缺的一员。

健康养老特色小镇模式如图5-3所示。

中医中药作为国之瑰宝，是国人健康的守护神。健康产业小镇风靡大江南北，中医中药自然功不可没。我们自小接触中医中药，望闻问切、扎针灸、拔火罐、提背、刮痧，从心底里对中医中药产生信任感、依赖感。国家中医药管理局等单位先后发布了多项政策，鼓励中医药企业开发健康旅游产品，打造一批特色鲜明、优势明显的中医药文化小镇。国家层面政策对建设发展健康小镇提供了重要的支持。浙江省提出，到 2020 年将创建以中医药为载体的 20 个特色小镇、20 个健康产业重点园区，实施 100 个健康产业重大项目，培育一批适用于家庭或个人健康监测、功能康复的中医器械产品骨干企业等。国务院《中医药发展战略规划纲要（2016—2030 年）》提出以下几个努力方向。

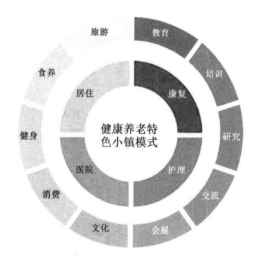

图 5-3　健康养老特色小镇模式

资料来源：罗兰贝格分析。

一要推动中医药健康服务与旅游产业有机融合，发展以中医药文化传播和体验为主题，融中医疗养、康复、养生、文化传播、商务会展、中药材科考与旅游于一体的中医药健康旅游。开发具有地域特色的中医药健康旅游产品和线路，建设一批国家中医药健康旅游示范基地和中医药健康旅游综合体。

二要加快中医养生保健服务体系建设。研究制定促进中医养生保健服务发展的政策措施，支持社会力量举办中医养生保健机构，实现集团化发展或连锁化经营。实施中医治未病健康工程，加强中医医院治未病科室建设，为群众提供中医健康咨询评估、干预调理、随访管理等治未病服务，探索融健康文化、健康管理、健康保险于一体的中医健康保障模式。鼓励中医医院、中医医师为中医养生保健机构提供保健咨询、调理和药膳等技术支持。

三要提升中医养生保健服务能力。鼓励中医医疗机构、养生保健机构走进机关、学校、企业、社区、乡村和家庭，推广普及中医养生保健知识和易于掌握的理疗、推拿等中医养生保健技术与方法。鼓励中医药机构充分利用生物、仿生、智能等现代科学技术，研发一批保健食品、保健用品和保健器械器材。加快中医治未病技术体系与产业体系建设。推广融入中医治未病理念的健康工作和生活方式。

四要发展中医药健康养老服务。推动中医药与养老融合发展，促进中医医疗资源进入养老机构、社区和居民家庭。支持养老机构与中医医疗机构合作，建立快速就诊绿色通道，鼓励中医医疗机构面向老年人群开展上门诊视、健康查体、保健咨询等服务。鼓励中医医师在养老机构提供保健咨询和调理服务。鼓励社会资本新建以中医药健康养老为主的护理院、疗养院，探索设立中医药特色医养结合机构，建设一批医养结合示范基地。

安徽省将发展中医药旅游产业，借助中药企业、名胜古迹及温泉、中药材种植基地、药用植物园等资源，建设一批中医药特色旅游小镇和旅游度假村，出台了《安徽省中药产业发展"十三五"规划》，提出要建设一批中医药特色旅游小镇和旅游度假村。江西省提出，做强做大中医药制造业和中药材种植业、促进健康养生产业发展。融合避暑度假、民俗文化体验、健康养生保健等多种元素，加快发展生态乡居休息养生产业。《云南省中医药健康服务发展规划（2015—2020年）》提出，要建设一批中医药健康服务重点项目，培育一批中医药健康服务示范园区，打造一批中医药特色小镇和特色街区，推出一批富有云南特色的中医药健康文化宣传平台。福建省着力打造集中药原料种植繁育、加工交易为核心，以中医药研发、康复、旅游、教育、文化与健康养生等功能于一体的中医药健康特色小镇，并喊出了"民间故宫、闽西药谷"的口号。

第六章

如何布局健康产业

前面我们探讨了健康产业新的发展趋势,跨界发展、集群发展、协调发展是显著特点,明确了数字化、智能化、平台化、服务化将是健康产业的主要表现形式。若干各具特色的健康产业小镇将如雨后春笋般在各个旅游度假区、温泉度假区、养生度假区、体育度假区、海上度假区、森林度假区、特色乡村诞生。健康将是一个常态化的话题,无论工作方式还是生活方式,无论饮料还是食品,无论预防还是治疗,无论运动还是休闲,我们都需要拥有自己良好的健康习惯和健康方式。

目前,现有的健康产业小镇几乎是清一色的以康养、医养、康旅等题材为主,同质化竞争可能是个问题。不过中国拥有13亿人口,即使再增加1000个甚至2000个健康产业小镇,似乎也都不是问题。

3D 打印在医疗康复领域空间巨大

3D 打印+医疗、3D 打印+康复潜力巨大。3D 打印作为一项前沿性的先进制造技术，核心是解决许多复杂的高难度个性化制造难题，在工业领域、生物医疗领域、文化创意领域、建筑领域都有非常成熟的应用。这里，我们重点介绍 3D 打印在医疗康复领域的应用：一是体内植入物，主要是骨科领域的应用非常广泛；二是手术路线规划，手术导板；三是打印器官、细胞软组织。

体内植入主要用于病人骨骼坏死或车祸等原因导致的粉碎性骨折等情况下。过去这样的疾病基本上给病人宣判了"死刑"，只能终身躺在轮椅上，现在有了 3D 打印技术，病人可以重新站立起来，并正常行走和工作。如今，人工寰枢椎（人工椎体）、全颈椎、多节段胸腰椎、人工肘关节、人工腕关节、全膝关节、人工全骶骨、半骨盆（骶髂关节至耻骨）等多项全球领先的个性化设计假体置换均获得成功应用。我国最早开展 3D 打印植入的是上海交通大学附属九院荣誉院长戴尅戎和北京大学第三附属医院大外科主任、脊柱外科研究所所长刘忠军教授。最近几年，掌握这项技术的专家已经越来越多，与国外的差距越来越小，很多医院已经不同程度得到广泛推广和应用。

骨骼植入示意图如图 6-1 所示。

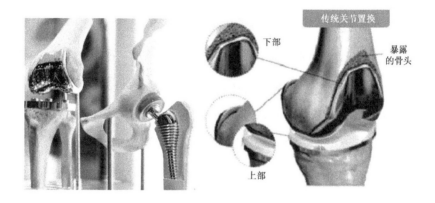

图 6-1　骨骼植入示意图

戴尅戎院士是一位备受各界尊敬的长者，现已 85 岁高龄，弟子无数，学术颇丰，通过医工结合有特色地发展了骨科学学科。在国际上首先将形状记忆合金用于医学领域，发明了多种内固定和人工关节制品，用于人体内部，从而推动了形状记忆合金的医学应用。戴尅戎院士在关节外科特别是人工关节方面做出创造性贡献，发展出多种具首创性的人工关节和骨折内固定装置，设计出计算机辅助个体化人工关节并实现产业化。戴院士在国内医院中首先建立骨科生物力学研究室，开展步态分析和骨结构、内固定等方面的生物力学研究。

刘忠军教授在脊柱肿瘤、脊柱退变、脊柱畸形及脊柱脊髓损伤等领域技艺高超，多年来从事骨科、尤其脊柱外科领域的临床与基础研究，带领团队对脊柱肿瘤等疑难重症的外科治疗技术进行深入探索，取得开拓性成果。近年来刘忠军教授带领团队率先将 3D 打印钛合金内植物应用于脊柱外科手术，形成多项引领世界的创新性手术技术，同时结合相关基础研究使 3D 打印技术在骨缺损修复领域的应用及理论研究不断向纵深扩展。图 6-2 是刘忠军教授在做脊柱手术前的路线规划。

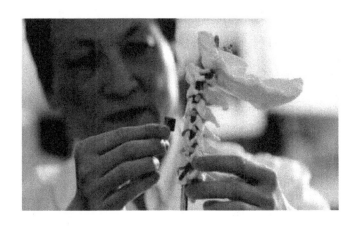

图 6-2　刘忠军教授在做脊柱手术前的路线规划

2016 年 5 月 6 日，首例 3D 打印人工椎体获国家食品药品监督管理总局（CFDA）批准注册。6 月 12 日，3D 打印多节段胸腰椎顺利植入脊索瘤患者体内，这标志着我国在 3D 打印植入物领域已居高水平行列。恶性肿瘤长在脊柱上，长达 5 节段的脊椎需要切除。将 5 节椎体完全拿掉本就需要超出常人的胆略，拿掉椎体后，如何恢复大跨度支撑几乎没有现成方案。6月12日8时,北京大学第三医院骨科病房里,患者平躺在手术室接诊车上。他是一名恶性脊椎肿瘤——脊索瘤患者,肿瘤侵蚀胸椎第10、11、12和腰椎第1、2共5节脊椎。这种情况,除通过手术把肿瘤切干净以挽救生命外,别无他法。世界3D打印定制的多节段胸腰椎植入物将在他的脊柱上完成长达19厘米的大跨度支撑,以替代被彻底切除的5节椎体。主刀医生正是北医三院大外科主任刘忠军教授。手术要使椎管内的脊髓和神经、血管等重要结构保持完好的功能。但是,椎体切除后,不要说功能,连可依附的脊椎结构都将不复存在,如何支撑将是一个世界性的难题。

刘忠军教授说,脊椎的固定技术大致分为前方和后方两种,后方固定范围较大目前也能找到有效方式。因此,病人进行一期手术时,已切除5节病变脊椎后方的结构,并采用椎弓根内固定技术在病变节段相邻上、下端的正常脊椎上拧入螺钉,将这些螺钉用金属棒连接固定便有了不错的强度,患者可起床活动。前方固定是个大难题。钛网内填入自体或异体碎骨是椎体间支撑常用的方法,手术团队希望填充的碎骨与相邻的骨头长到一起,最终实现骨融合,完成稳定结构的重建。然而,单靠这种简单支撑对19厘米跨度结构进行重建不太靠谱,钛网一旦移位,压迫脊髓,患者就会瘫痪。钛网呈笔直的圆柱状,与脊柱"S"形的生理曲线并不匹配。就算在别无选择的情况下使用钛网,也没有厂家能够提供足够大规格的产品。

事后，刘忠军教授认为，有了 3D 打印技术，我们就多了一个选择。金属 3D 打印技术能够依照患者的解剖结构，制造出一枚与 5 节椎体形态、长度相仿的人工椎体。人工椎体优势显著，将其放到切除病变后的相邻椎体之间，能起到可靠的连接和支撑作用。同时，专门设计了其与后方内固定结构之间的连接，这种前后连成一体的装置使稳定性大大增强，在力学性能上可以说是质的飞越。3D 打印人工椎体更特殊的优势是，人工椎体被制成微孔结构，形状像海绵一样，类似骨头中的骨小梁。有了这种"骨小梁"，相邻正常椎体的骨细胞可以长入其中，终融为一体，实现骨整合。装上这样从形状到功能都与人体原本解剖结构相近的人造脊椎，无疑会使患者挺起脊梁，正常工作和生活。

3D 打印技术向我们展示了传统工艺无法比拟的技术优势。第一，可以根据人体骨骼缺损形态随意塑形，通过患侧反求技术或健侧镜像转换制作出与原局部解剖形态一致的假体植入物，尽可能恢复患者骨骼的外观和功能。第二，关节假体植入物可联合多孔仿生技术，使植入物不仅具有精确的三维空间结构，其内部微孔结构还具有极好的生物相容性，有利于细胞的黏附和增殖，使活体骨与假体牢固地结合起来，促进骨组织修复和骨骼素的再生。第三，可打印出具有组织活性且解剖结构完全与人体匹配的工程骨。3D 打印技术根据患者的实际情况进行个性化定制，提高了内植入物与受区的匹配度，以符合解剖及生物力学的需求，满足不同运动习惯、性别、人种和职业的个性化需要。相关研究表明,在骨盆恶性肿瘤的切除与重建治疗中,对残留骨盆结构进行个体化半骨盆假体的设计,使得个体化假体完美匹配残留结构,能够实现患者术后最优化功能重建。

如图 6-3 所示为适合骨骼生长的 3D 打印多孔植入物。

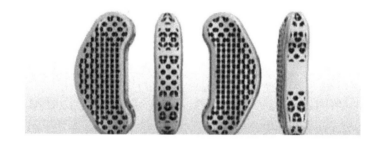

图 6-3　适合骨骼生长的 3D 打印多孔植入物

2017 年 12 月,爱康医疗在香港上市,成为中国第一家将 3D 打印技术应用于骨关节及脊柱置换植入物的医疗器械公司。爱康医疗目前拥有三个 3D 打印产品,包括髋关节置换内植入物、脊柱椎间融合器及人工椎体。迈普医学的 3D 打印硬脑(脊)膜补片也获得了 CFDA 的注册批准。

2017 年 11 月,全球首例个体化 3D 打印钽金属垫块修复巨大骨缺损膝关节翻修手术在军医大学西南医院关节外科完成。接受手术的是一位长期严重关节炎导致左膝关节缺损严重的 84 岁高龄老人。专家利用三维重建系统建立了患者的骨骼模型,并根据骨缺损状态 3D 打印重建出了骨骼模型，定制出了修补关节严重骨缺损的 3D 打印金属钽垫块。

2017 年，FDA 还批准了几款骨科植入产品，分别是美国医疗器械公司 SI-BONE 生产的首款骶髂关节 3D 打印植入物产品 iFuse-3D，OSSEUS 公司生产的用于治疗退行性椎间盘疾病的颈椎融合器 Gemini-C，美国脊椎器械制造商 ChoiceSpine LP 公司生产的 3D 打印钛椎体植入物 HAWKEYE Ti 以及由 Nexxt Spine 公司生产的 NEXXT MATRIXX 3D 打印脊柱植入物。

3D 打印在精准医疗中，还能够帮助手术路线规划，实现手术导航。过去在开展复杂的外科手术之前，都会有一个看片过程。一般是由有经验的主刀医生亲自主持，通过医学影像对患者的解剖结构进行分析，医生需要在大脑中集成一系列路线图像，并提取定义组织或器官及其邻近的解剖结构，制定手术方案，确定手术路线。现在有了 3D 打印技术以后，一切都变得游刃有余。通过数字化的三维医学影像进行建模，通过 3D 打印技术打印一个 1:1 比例的医疗模型（见图 6-4）。医生通过对这个实体模型进行手术演练，确定手术路线，从而实现精准手术。

3D 打印对于医生来讲并不陌生，他们大都对 3D 打印产生了敬畏之心。那么，3D 打印在康复领域的情况呢？每个康复病人的需求不一样，病情也不一样。根据康复病人及婴幼儿的需求，打印个性化康复产品将成为新的趋势。例如，婴儿矫正头盔对婴儿的头部头型进行固定或者矫正，保证婴儿头部形状好看而非变形，美国开展的头盔矫治头型，将婴儿的年龄控制在半岁之内。这个矫正头盔对正常儿童还具有头部保护的作用。在国外，婴幼儿出门坐车，不仅要有专门座椅，还需要戴上头部护罩，确保在车辆颠簸或意外碰撞的情况下能够保护婴幼儿的头部。图 6-5 至图 6-10 展示了广东兰湾智能科技有限公司开发的一些康复器具。

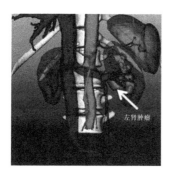 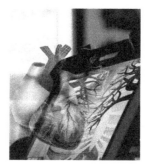

图 6-4　按照 1:1 比例打印的 3D 打印的医疗模型

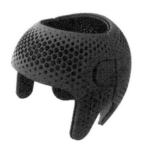 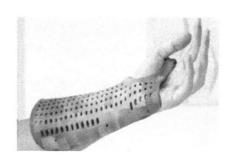

图 6-5　3D 打印婴幼儿头部矫正护具　　图 6-6　3D 打印个性化手部护具

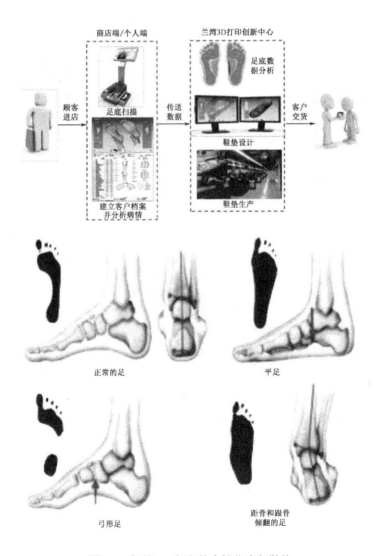

图 6-7 智能 3D 打印的个性化康复鞋垫

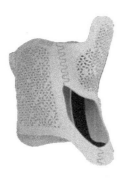 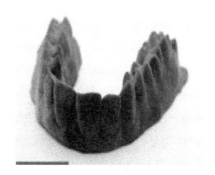

图 6-8　3D 打印的脊柱侧弯护具　　　　图 6-9　3D 打印的牙套

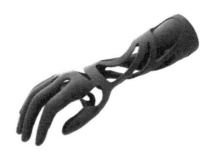

图 6-10　3D 打印的假肢

这几年，在推广 3D 打印应用过程中人们突然发现，3D 打印在医疗和康复领域有很大的市场空间，可以成为医生重要的辅助工具。广东兰湾智能科技有限公司进入这个行业不算早，但一直坚持持续性投入，摸索出了一整套医疗康复 3D 打印的经验。比如，矫正鞋垫这个小产品完全可以做出一片大市场。我们经常看到国外新闻，一双个性化定制鞋垫动辄三四千元。这是什么鞋垫，为什么这么贵？我们成立了一个康复小组专门研究发现，我国大概超过一半人脚都有问题，扁平足、高弓足、内翻足、外翻足等，到了一定的年龄以后会走路累，浑身没劲，腿部和足部功能开始逐渐衰退。还有天生的足部畸形、下肢不等长、走路跑步姿势不对，或者鞋不适合等情况，都能从足底受力看出来。关节是联动的，足部受力的不均匀，会沿着下肢一路而上：常受牵连的是膝关节，再往上可能会引起腰部、背部甚至颈部受累，对脊柱、脊椎、神经都会造成影响。不合理的运动姿势与诸多疾病有着直接或间接的联系，包括足底筋膜炎、足跟疼痛、拇外翻、小腿肌肉牵扯、半月板损伤、膝关节韧带损伤、腰背疼痛等。《中国老年人出行与足部健康调研报告》显示，89%的老年人都存在不同程度的足部疾病。

国家体育总局体质评价与运动机能监控重点实验室、运动与体质健康教育部重点实验室从重庆 2000 名中小学生中抽取 891 名学生做健康监测调查，发现受测学生八成有足弓异常，重度异常的比例接近 20%。现在最有效的办法是通过足部 3D 扫描和压力分析，得到精准的足部数据，这样能够清楚看到足部存在的问题。利用三维建模，设计出符合人体生物力学需求的个性化鞋垫，再通过工业 3D 打印机打印出特种材料的鞋垫将拥有广阔的市场。

3D 打印矫正鞋垫是 3D 打印与康复领域结合的典型代表。很多人由于长期坐姿不对或特发性脊柱侧弯、先天性脊柱侧弯、神经肌肉源性脊柱侧弯，容易导致肩背部、腰部顽固性疼痛，严重者甚至出现神经受损、神经受压、肢体感觉障碍、下肢麻木、大小便异常等症状，后果非常严重。中度和轻度的脊柱侧弯病人都可以通过佩戴护具和康复训练得以矫正。侧弯超过了40°，就属于严重的脊柱侧弯，就需要刘忠军这样的教授进行手术矫正。

据法国新闻社报道，美国卡内基-梅隆大学生物医学工程教授亚当·范伯格于2019年8月1日宣布，他们利用3D生物打印机，成功地用胶原蛋白制造出可正常工作的心脏组织。目前可以用胶原蛋白打印出心脏瓣膜。该研究小组使用磁共振成像技术对人类心脏进行扫描，来复制患者的特定心脏部位，他们已取得了心跳同步和瓣膜开闭等成果。

生物3D打印是将生物材料或者生物单元（蛋白质、细胞、DNA、生长因子等）按照仿生形态学、生物结构、生物体功能、细胞特定环境等要求用3D打印原理打印出具有个性化的生物体。利用3D打印技术打印器官、细胞、软组织，将是3D打印技术的最高境界。生物3D打印在医疗领域将掀起一场颠覆性革命，为无数患者带来希望。长久以来，许多病人苦于寻找合适的器官源，最终失去生命。很多肝移植、肾移植案例存活率都不太高，多则十年，少则一两年。主要原因是不同人体的细胞不一样，移植后的器官往往因为产生排异现象，导致最终失败。生物 3D 打印则可以从病人体内提取干细胞，培育所需要的肝脏等器官。这样的好处是利用病人自身的活性干细胞培育器官，不会产生排异现象。目前，无论国际国内，利用生物 3D 打印技术直接打印器官、细胞、软组织还需要一定的时间，但是方向已经非常清晰。

医疗机器人

医疗机器人具有显著的高技术、高门槛、高附加值特征，是典型的资金密集型和技术密集型产业。医疗机器人是集医学、影像学、生物力学、机械学、机械力学、材料学、计算机学、计算机视觉、数学分析、机器人等诸多学科为一体的新型交叉研究领域，具有非常广泛的应用前景。广义的医疗机器人包括康复机器人、医用机器人、护理机器人、医用教学机器人。大多情况下，人们把医疗机器人归类为服务机器人范畴。

手术机器人主要是指微创手术机器人，包括腹腔镜、骨科、神经外科等类型。达芬奇手术机器人作为微创手术机器人的典型代表，几乎垄断了全球微创手术医疗市场。达芬奇手术机器人是目前全球最成功且应用最广泛的手术机器人，适用于普外科、泌尿科、心血管外科、胸外科、妇科、五官科、小儿外科等。达芬奇手术机器人在前列腺切除手术上应用最多,现在也已越来越多地应用于心脏瓣膜修复和妇科手术中。目前,全球大概有5000台达芬奇手术机器人,其中超过一半在美国,我国大概有200多台,每台的售价最高峰时接近3000万元,现在大概2000万元。不仅设备贵,而且达芬奇手术机器人的耗材也十分昂贵。机械臂是一种高值耗材,使用时临时安装到机器人上,每条机械臂使用10次后便不能继续使用。

达芬奇手术机器人的成功带动了全球医疗机器人产业的投资热潮,全世界曾经诞生了上百家意图超越达芬奇手术机器人的企业。图6-11为达芬奇微创医疗手术机器人。

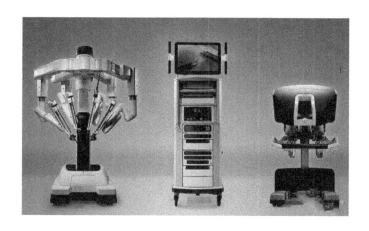

图6-11 达芬奇微创医疗手术机器人

全球医疗机器人的市场规模到2020年有望突破200亿美元,其中以达芬奇手术机器人为代表的手术机器人的规模最大,而康复机器人的增速最快。

我国医疗机器人产业已经从早期的模仿国外先进产品发展到了如今的自主创新阶段，2010 年第一台拥有自主知识产权的医疗机器人"骨科导航机器人"获得了 CFDA 的批准。"妙手 S"微创手术机器人、哈工大的微创腹腔外科手术机器人系统等腹腔镜手术机器人已进入临床试验阶段，柏惠维康的神经外科手术导航定位系统与北京大艾机器人的下肢外骨骼机器人、布法罗研发的下肢步行外骨骼机器人于 2018 年相继通过 CFDA 医疗器械审查。在智能辅助与服务机器人方面，胶囊机器人、智能导诊与预问诊机器人成为研发切入点，一批掌握自主知识产权的新型产品相继问世。安瀚科技、金山科技的胶囊机器人利用精准磁控技术，可在医生的控制下自如运动，精准检查人体胃部、肠道等，降低了消化道检查的复杂度。科大讯飞的人工智能导诊机器人为患者提供预约挂号、智能导诊、报告查询等功能，可提升医院导诊效率，节省医院人力成本。

康复机器人的功能是让行动障碍者重新恢复正常，它主要服务于残疾人士、中风病患者和因运动受伤的人士，康复治疗是他们的刚需。康复机器人包括上肢康复机器人、下肢康复机器人、外骨骼机器人。作为医疗机器人的重要分支，它的研究贯穿了康复医学、生物力学、机械学、机械力学、电子学、材料学、计算机科学及机器人学等诸多领域，广泛地应用到康复护理、假肢和康复治疗等方面。最早实现商业化的康复机器人是由英国 Mike Topping 公司于 1987 年研制的 Handy1。最早进入市场的两种康复机器人除了 Handy1 之外，还有一款名为 MANUS 的康复机器人。Handy1 有 5 个自由度，残疾人可利用它在桌面高度吃饭，MANUS 是一种装在轮椅上的仿人形手臂，有 6 个自由度，其工作范围可由地面到人站立时达到的地方。随后，以色列 ReWalk 公司于 2001 年也推出了康复机器人。现在越来越多的企业开始投资这个领域。国内有超过 7000 多家康复医疗机构，但能提供康复训练的不到 1/3。图 6-12 和图 6-13 分别展示了外骨骼机器人和康复机器人。

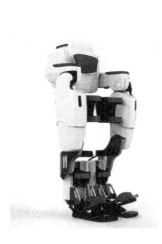
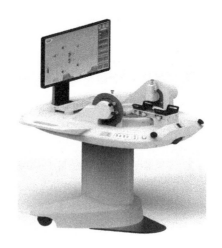

图 6-12　外骨骼机器人　　　　图 6-13　康复机器人

医疗机器人是机器人产品，更是医疗设备产品，面临非常严格的医疗产品准入认证。由于人体使用安全性等硬性指标，CFDA 认证成为医疗机器人产品在国内实现销售推广的必经通道。医疗设备安全认证在国际、国内及国内各地区间均有不同的本地化认证体系，极大地提高了医疗机器人产业化的门槛，延长了资本投入和区域扩张的周期，对医疗机器人企业的可持续发展提出了更高要求。

根据 Grand View Research 的预测，外骨骼机器人、辅助康复机器人从 2012 年到 2022 年，市场占比明显提升。据估算，未来 5 年广义康复机器人的年复合增长率约为 37%，其中康复机器人年复合增长率为 21%，外骨骼机器人年复合增长率为 47%，远高于其他类别的医疗机器人的平均增速。这两家公司预计的康复机器人复合增长率虽然数据有微小差异，但是都一致认为康复机器人的增长率是医疗机器人中最快的。

服务机器人

服务机器人的概念非常广。过去把机器人主要分为：工业机器人、服务机器人。当然，对机器人本身的界定和认识，有各种说法。《机器人 2.0 时代》一书中，把机器人看作是自动化的机器，认为现在我们所说的机器人只是自动化的机器，并不是机器人。显著的特点是，机器人具有与人交流和互动的行为能力，也就是认知和感知能力。全球第一台机器人于1963年诞生于美国。之所以被称作机器人，是因为它像人的手臂。我把过去的机器人时代归类为机器人1.0时代，就是机器的自动化时代。现在机器人的概念正在发生改变，因为人工智能的崛起，机器逐渐具备了与人互动的行为能力和感知能力，人机一体和人机互动将变为可能。我把正在到来的机器人时代称为机器人2.0时代。而这个时代的核心是人工智能，也就是计算机能力。显然，美国已经走在前面，并引领新一代机器人的发展。

顾名思义，服务机器人是指服务行业的机器人，包括医疗机器人、特种机器人。在这里主要是指狭义的服务机器人，不含医疗机器人，也就是赡养老人、陪护孩子的机器人。

我们经常在酒店看到很多迎宾的服务机器人，它们的主要作用是帮客人引路，向客人问好，回答客人的一些简单问题，目的是增加一些科技元素，达到与客人互动沟通的目的。一些家庭和养老院的服务机器人，一部分是陪老人聊天，为老人唱歌，解答老人一些基础问题，让老人开心，起到陪护和陪伴的作用，这类机器人功能相对比较简单，价格成本也比较低。还有一些同样起到陪护作用的机器人则要聪明得多，技术难度也会高出很多，现在很成熟的产品还不多，但是未来会很多。它是联通老人与家庭，老人与社区医生的重要工具，也就是我们现在所说的互联网医疗的一部分，具有导航、人机交互、远程诊断、远程就医、远程监测等功能，通过传感器，能够及时传输病人的血压、心跳、体重等身体指标和睡眠情况。这样的机器人具有超强大脑，包括了人工智能、可穿戴、人机交互等许多功能。机器人最好不应该以个体的形式存在，而应该与社区医院联通，成为互联网医疗平台的一部分，成为支撑健康大数据平台的核心载体。这是一个新趋势，今后至少每一个大的健康小镇、养老社区都会建立自己的平台系统，社区内每一位来看病就医或疗养度假的成员都配有可穿戴设备和服务机器人，机器人看病、机器人陪伴、机器人护理，机器人无处不在。完全可以做到 24 小时监测身体指标，24 小时陪护，24 小时健康保障。任何需求或出现任何状况都通过平台系统统一调度，完全实现智能化、自动化。

还有一些服务机器人，是陪小孩玩的，启发孩子智力发育，被称为"教育机器人"，现在市面上一下子出现了很多智能音响设备，功能不输很多服务机器人，简直是个"大玩具"，具有唱歌、讲故事、问天气预报、时间提醒等很多功能。可是这样的智能音响设备不到百元，按照成本来看，肯定不止 100 元，但是为什么厂家要卖这么低价呢，商场里面随便买一个小孩玩具也要上千。研究后发现，这其实是一个典型的互联网平台，你需要用手机注册，智能音响设备需要与 WiFi 连接。厂家不是靠智能音响设备赚钱，而是靠流量做大平台，需要的是数据流量。

我一直给我的团队讲一个这样的例子，我要是卖车的，我一定会办一所驾校，而且我的驾校不收学费。为什么？我要把市场前置，要培养用户，培养习惯。绝不能天天在4S店等顾客。与其花钱打广告，还不如把广告钱花在培养用户方面。当然也不是谁来就可以马上学，要先做问卷调查，掌握第一手信息。学员学车的目的是要买车还是家里已经有车，想买什么品牌的车，想买什么价位的车，想什么时候买车。如果你想买奔驰，我一定会安排教练给你多讲一些有关奔驰的特点。虽然并不需要学员学车与买车捆绑，但是知道学员的需求以后，绝大多数学员都会在同等价位基础上选择通过我们购买汽车。

健康产业即将迎来爆发期，机会面前，我们面临很多选择。项目多、产品线也多，当然可能风险也多。新闻上几百家房地产企业破产的消息，让我思考了半天。要知道最近20年做房地产的很多人都成了亿万富翁。现在两样生意最赚钱，一是开银行的，二是搞房地产开发的。甚至，做房地产中介的都赚得盆满钵满。20年前大家就在喊房价太贵了，喊了20年，房价年年涨。专门有些炒房团，什么事情都不干，专门找各个城市的高端房产项目下手，一出手就是把整个小区买下来，一年以后等房价翻倍了再出手。有了这些专业的炒房人，房价自然年年涨。也很奇怪的是，各个城市这几年都扩容了好几倍，新房增加了若干倍，居然都卖完了。房地产商怎么还会破产呢？有人说银行的利息太高，而且还贷不到款。我们国家的融资成本较高，科技企业、制造业企业需要承担6%的国家基准利息，拿到手要10%以上。有些发达国家的融资成本只有1%或2%，也有一些是零利息。较高的融资成本，带来的另外一个问题就是大家都不愿意搞科研，因为投入战线太长，所以养成了急功近利的习惯。难怪外国人常说我们中国人想赚快钱。不仅外国人有这个看法，我们自己也有这个想法，我们不是不想做一些战略性投资，只是因为战略性投资的成本太高。

中国香港、新加坡的很多房地产投资商的房子大多只租不卖，地段好的靠租金维持运营就很可观，房产增值也是不错的收益。国内的很多房子还没修完就要求卖完，因为需要现金流周转，确保下一个项目开工。当我与国内房企老板交流时，他们不约而同地谈到融资成本的问题。除了理念的差异，融资渠道、融资成本的确是个客观问题。这些年，房地产行业面临国家宏观调控，不仅融资难，而且融资成本高达15%以上。现在健康产业前景这么好，房地产商、银行都参与其中，笑到最后的永远是银行。要说到坏账，银行都要求抵押和担保，而且抵押物是贷款额的好几倍，也就是说有价值1000万元的不动产，才给你最多贷500万元，对银行而言怎么还有风险呢？有人说，风险都是人为的，要不然每一个不良贷款案件后面都有若干的贪腐。

大多数健康产业小镇项目，几乎都会有房地产行业的属性，又有高科技的特点，同时还有服务行业属性和部分公益行业属性。虽然市场空间巨大，市场前景广阔，但是这个行业并不是一个暴利行业，投资战线较长，投资规模较大，回收周期较久，单靠短期收费是难以维持收支平衡的。如果融资成本太高,将不堪重负。就好比酒店行业,酒店很少有盈利的,做的是资产。靠的是政府在土地、税收方面的扶持。政府要的是借贷能力的提高,企业要的是长期收益。健康产业发展需要政府、银行、税务、行业主管部门在土地、税收、金融、收费等多方面给予统筹协调和积极的扶持政策,确保一大批高质量、高水平的医养产业项目和科技产业化项目落地,实质性推动我国健康事业的发展。

智慧医疗

我们身处互联网时代,我们描绘的所有智慧产业项目、智慧生活项目,都离不开互联网的参与和支持。人与人之间的距离并不遥远,有了互联网,我们可以拉近全世界的距离。我们姑且将传统的医疗健康时代定义为健康产业 1.0 时代。在健康产业 1.0 时代,哪怕只是一个小小的感冒、肚子疼、头痛,都需要亲自去医院排队,挂号,看医生,买药。一个小毛病可能会因为没有及时看医生耽误了治疗。

健康产业 2.0 时代为每个人的健康提供了贴身保障。我们可以在手、耳朵、脚或身体其他部位上,戴一个小小的手环、耳环,或者是穿一个背心、一双袜子,戴一副眼镜,就可以收集并监测体重、血压、血糖、心律、睡眠、步态和皮电反应等指标，这些数据自动上传给社区医生。医生可以根据这些指标来及时监测身体状况。现在我们的很多智能手机、智能手表都能够自动计算每天的运动量，记录我们走了多少步，消耗了多少卡路里。我们的身体有什么变化，应该注意什么，应该吃什么药，应该如何调节这些问题，以后基本不用去医院，不用见医生。通过健康大数据平台和可穿戴设备，我们会及时得到有关信息。需要什么药和保健品，自动就会送上门来，也许现在是护理人员送过来，也许以后就是机器人送过来。也许不久后，我们的社区医生可能也不是人在值守，而是机器人在守护大家的健康。也许是人形机器人，也许只是一台台计算机。

如果做手术或看疑难杂病，则需要去医院。做手术的是手术医疗机器人，病房里陪护的是陪护机器人，康复病房的是康复机器人。也许未来某一天，在手术室里也看不到医生，看到的都是编程好的机器。支撑智慧医疗、互联网医疗的主要是两个核心要素：硬件和软件。硬件主要是由机器人、高精密传感器构成。软件则是健康大数据和数字化医疗系统。智慧医疗包括了互联网医疗的所有内容，在互联网医疗的基础上增加了人工智能、云计算的功能。很多互联网医疗平台涵盖了以互联网为载体和技术手段的健康教育、医疗信息查询、电子健康档案、疾病风险评估、在线疾病咨询、电子处方、远程会诊、远程治疗、医疗大数据等内容。

在 2015 年 7 月与 9 月，国务院接连发布两项与医疗改革密切相关的文件，即《关于积极推进"互联网+"行动的指导意见》和《关于推进分级诊疗制度建设的指导意见》，鼓励医疗机构积极探索互联网延伸医嘱、电子处方等网络医疗健康服务应用。初衷是解决分级诊疗和贫困地方医疗资源缺乏的问题。

2018 年，以在线问诊、智能问药、药品快递到家为核心的互联网医院悄然兴起。2018 年 9 月，国家卫生健康委员会和国家中医药管理局印发《互联网诊疗管理办法（试行）》《互联网医院管理办法（试行）》《远程医疗服务管理规范（试行）》三大文件，明确要求各省建立省级互联网医疗服务监管平台，并实现对互联网医院的准入审批及监管职能。山东省作为国内最早成立省级互联网医疗服务监管平台的省份之一，为全省互联网医疗服务的安全性、规范性及服务全程监管打下了基础。

2019 年 7 月 24 日，众安保险对外宣布，已获得互联网医院牌照，并积极推进互联网医院布局。通过连接互联网保险与互联网医院的相关业务，众安保险将打造"互联网保险+医疗"的医疗服务闭环，为用户提供更优质的医疗服务与健康保障。自互联网医院牌照诞生以来，线下医院积极"触网"，打造线上挂号、线下问诊的医疗模式，改善患者就医体验；互联网企业也纷纷加入互联网医院大军，利用自身线上优势，联合线下医疗体系，打造便民惠民的互联网医疗健康服务。专家指出，现阶段的互联网医院仍处于"互联网+医疗健康"的初级阶段，作为连接医、患、药、保的重要枢纽，互联网医院在未来的发展中仍需着力解决四方痛点。传统模式下，患者需要分别与医疗机构、合作药店、保险公司三方进行单点对接，费时费力且操作不便。入局互联网医院后，众安将打造 2.0 模式服务闭环的升级，带来连接医院、药店、保险公司的一站式服务。

2019 年 7 月 27 日，北京医院互联网医院正式上线，由此成为北京地区首个三甲医院互联网医院。患者通过访问"北京医院互联网医院"平台，即可与专家"面对面"咨询和复诊，大大节省了就医时间和经济成本。互联网+医疗的核心内容是大数据。在这一场景中，企业比较多的做法是将大数据和互联网医院、养老、健康管理、居民电子健康档案相结合，并辅助政府进行区域性健康信息管理。

早在 2014 年，广东省第二人民医院发起的"广东省网络医院"为互联网医院行业探路。2016 年和 2018 年是医院为主导的互联网医院的两个爆发点。2015 年 12 月 7 日，桐乡市政府、微医、桐乡第四人民医院参与启动全国首个乌镇互联网医院，成立乌镇互联网医院（桐乡）有限公司。2018 年的 4 月和 9 月，国家层面对于互联网医院的相关规定和监管，规定了互联网医院"必须依托实体医疗机构"建立。

互联网医院有两种模式，第一种模式是以医疗机构为主体，利用互联网信息技术拓展服务时间和空间，把互联网医院作为医疗机构的第二名称；第二种是一些互联网公司和企业已经申办了互联网医院，利用互联网公司提供的平台，为患者提供服务。

互联网医院是互联网时代的产物，是医院信息化、数字化的新模态，还谈不上创新，只是互联网平台的一个应用方向，不能完全代表智慧医院，也不能代表智慧医疗，未来只是智慧医疗的一个重要部分。

智慧医疗是医院、药品、患者3个利益攸关方重新构建的一个医疗全要素、全覆盖、全产业链的平台支撑体系，依托人工智能和大数据、云计算、互联网等新兴技术实现新型的服务功能，高效连接医疗机构、药品、社区和患者，是医疗健康要素市场的重新配置。智慧医疗是医疗行业改革的必然方向。

如何布局健康产业？我们分析了医疗3D打印、医疗机器人（含康复机器人）、服务机器人、智慧医疗等新技术、新业态，下面我们再来分析健康产业小镇。我把这样的健康产业项目称为"健康产业综合体"。

既然是健康产业，肯定是围绕与健康有关联的上下游产业集聚，包括预防健康、运动健康、休闲体育、疾病治疗、疾病监测、康复训练等医养、康养项目、旅游度假项目、文娱项目。这样的大项目必须有特色，有充分的科技含量，才有吸引力。

如何才能做到有特色，有竞争力呢？我想主要有几个方面。一是项目选址很重要，注重自然生态，而不是人为打造景观。选址可能是成功的主要因素，但不是绝对因素。自然环境优美，交通方便的旅游度假区、温泉疗养度假区、养生度假区、海滨度假区、秀美乡村，都是首选，这些地方负氧离子高，森林植被好，既可以爬山、跑步锻炼，又可以打球、游泳、泡温泉。二是打造特色医院，既可以是特色专科医院，又可以是全科医院的分院。没有医院，就只能是一个度假区，属于主动健康项目，不是医养项目。医院的特色来自某个领域，一定要背靠某个著名的大医院，或某个领域的专科医院、科研机构。医院的特色决定了吸引受众的能力。医院的特色是健康产业小镇成败的关键。一般来讲，这样的医院以专科医院或康复疗养医院为主，治疗只是辅助，度假疗养才是主要目的。三是要布局合理，功能齐全。以国际化视野，在遵循自然规律的基础上，高标准规划和布局，确保客人愿意来，留得住。四是充分体现服务功能。所有医养项目，最核心的是服务，贴心的服务是软实力，要有一套科学的管理和服务体系，以及经过系统培训过的医疗护理专业人才，确保每一位客人都有宾至如归的感觉。

总之，这还是传统的医养产业项目。我若要做健康产业小镇，则会选择另外一个思路，或许与我从事机器人、3D打印、人工智能的研究有关系。首先我会联络一批在全球医疗健康、医疗机器人、人工智能、可穿戴、3D打印等领域的院士专家团队，发起成立一个联盟或松散型组织，然后创办国际健康产业大会平台。接着，我会选择一家在医疗健康领域非常有名的大学或科研机构合作，共建一所高等健康产业研究院。以这个研究院为牵引，以国际健康产业大会为平台，不断吸引全球顶尖的科研机构、专家、企业参与健康产业小镇项目中。

高等健康产业研究院的主要角色是技术研发与创新。引进一批在医疗和康复机器人、3D打印、医疗器械、康复辅助器具等领域具有较强研发实力的院士团队和青年科学家团队入驻，一是将他们现有技术进行孵化和产业化，二是不断促进技术迭代，推陈出新。研究院的主要目标是促进一批医疗机器人和医疗器械、康复器具产业化。

有了技术支撑，我们再考虑医养项目。与顶尖医疗机构合作是重要选项，可考虑共建一所特色专科休闲度假医院，以及一批度假休闲项目。这个布局基本构成了两个平台+两个载体+两个基地。两个平台包括一个国际性对话平台（国际健康产业大会年会）、一个医疗3D打印公共服务平台。两个载体包括一个高等健康产业研究院、一个特色专科休闲度假医院。两个基地，一个是科技产业化基地，另一个是专业人才培养基地。这样的健康产业小镇，一定非常受地方欢迎。

第七章

健康产业人才严重短缺

"健康中国 2030"行动计划的目的就是要让每个人重视健康，参与健康行动，每个人都做健康的守护神。但是，健康是一门系统性科学。体育、健身、保健、养生、康护、陪护、科普，都需要专业培训。健康行业对医疗从业人员的知识结构及合规都有很高的要求，也决定了从业人员需要有较好的教育背景和较高的专业水平。

2016年10月25日，中共中央、国务院发布《"健康中国2030"规划纲要》。医学人才是推进健康中国建设的关键生产力，也是办好人民满意医药卫生事业的基础。2014年11月27日，"医教协同深化临床医学人才培养改革工作推进会"在北京举行，明确了我国临床医学人才培养体系建立的近期和远期目标，即到2020年基本建成院校教育、毕业后教育、继续教育三阶段有机衔接的具有中国特色的标准化、规范化临床医学人才培养体系；近期任务是"加快构建以'5+3'（5年临床医学本科教育+3年住院医师规范化培训或3年临床医学硕士专业学位研究生教育）为主体、以'3+2'（3年临床医学专科教育+2年助理全科医生培训）为补充的临床医学人才培养体系"。

根据《"健康中国2030"规划纲要》，到2020年和2030年我国每千人常住人口执业（助理）医师数分别为2.5人和3.0人。"健康中国卫生计生人才发展战略研究（2016—2020年）"预测，2020年我国大约需要各层次临床医学大类的毕业生23.5万人（本科生13.4万人）。临床医学专业层次结构调整原则为下调专科生比例，增加本科生比例，硕士和博士生主要应增加专业学位比例。具体来说，到2020年，我国临床医学专业学生规模总量控制在23万人左右，专科生比例控制在15%，3.45万人；本科生占58%，13.34万人；硕士生占24.5%，其中专业学位5万人，学术型0.635万人；博士生2.5%，0.575万人。

据国家卫健委统计，截至2017年年末，全国医疗卫生机构总数达986649个。其中，医院31056个，基层医疗卫生机构933024个，专业公共卫生机构19896个。医院中，公立医院12297个，民营医院18759个。医院按等级分，三级医院2340个（其中三级甲等医院1360个），二级医院8422个，一级医院10050个，未定级医院10244个。医院按床位数分，100张以下床位医院18737个，100～199张床位医院4547个，200～499张床位医院4223个，500～799张床位医院1798个，800张及以上医院1751个。基层医疗卫生机构中，社区卫生服务中心（站）34652个，乡镇卫生院36551个，诊所和医务室211572个，村卫生室632057个，政府办基层医疗卫生机构120444个。专业公共卫生机构中，疾病预防控制中心3457个，其中省级31个、市（地）级412个、县（区、县级市）级2773个。卫生计生监督机构2992个，其中省级31个、市（地）级395个、县（区、县级市）级2523个。

2017年年末，全国卫生人员总数达1174.9万人，比上年增加57.6万人（增长5.2%）。其中，卫生技术人员898.8万人，乡村医生和卫生员96.9万人，其他技术人员45.1万人，管理人员50.9万人，工勤技能人员83.2万人。卫生技术人员中，执业（助理）医师339.0万人，注册护士380.4万人。与上年比较，卫生技术人员增加53.4万人（增长5.9%）。医院697.7万人（占59.4%），基层医疗卫生机构382.6万人（占32.6%），专业公共卫生机构87.2万人（占7.3%）。与上年比较，专业公共卫生机构人员总数增加1556人。其中，本科及以上占34.0%，大专占39.1%，中专占25.1%，高中及以下占1.8%。卫生人员技术职务（聘）结构：高级（主任及副主任级）占7.8%、中级（主治及主管）占20.5%、初级（师、士级）占61.4%、待聘占10.3%。每千人口执业（助理）医师2.44人，每千人口注册护士2.74人，每万人口全科医生1.82人，每万人口专业公共卫生机构人员6.28人。

2019年5月22日，国家卫生健康委员会发布《2018年我国卫生健康事业发展统计公报》（以下简称《公报》）。《公报》显示，2018年全国门诊总量比上年增加1.3亿人次，增长比例为1.6%；居民平均就诊次数由2017年的5.9次增加到6.0次；全国住院总量比上年增长4.2%；年住院率由2017年的17.6%增加到18.2%；每千人口医疗卫生机构床位数由2017年的5.72张增加到6.03张。

2018年年末，全国有医院33009个，基层医疗卫生机构943639个，专业公共卫生机构18034个。与上年相比，医院增加1953个，基层医疗卫生机构增加10615个，专业公共卫生机构减少1862个。医院中，公立医院12032个，民营医院20977个。医院按等级分，三级医院2548个（其中三级甲等医院1442个），二级医院9017个，一级医院10831个，未定级医院10613个。医院按床位数分，100张以下床位医院20054个，100~199张床位医院4786个，200~499张床位医院4437个，500~799张床位医院1858个，800张及以上床位医院1874个。基层医疗卫生机构中，社区卫生服务中心（站）34997个，乡镇卫生院36461个，诊所和医务室228019个，村卫生室622001个。政府办基层医疗卫生机构121918个。专业公共卫生机构中，疾病预防控制中心3443个，其中省级31个、市（地）级417个、县（区、县级市）级2758个。卫生监督机构2949个，其中省级29个、市（地）级392个、县（区、县级市）级2515个。妇幼保健机构3080个，其中省级26个、市（地）级381个、县（区、县级市）级2571个。图7-1为全国医疗卫生机构数。

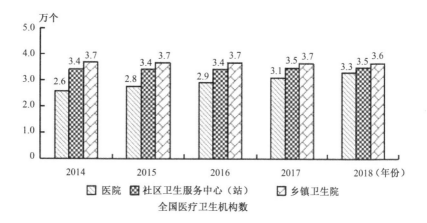

图 7-1　全国医疗卫生机构数

2018年，全国卫生技术专业人员952.9万人，全国执业（助理）医师360.7万人。而在护士人数方面，全国共有注册护士409.9万人。数据显示我国护士数量增长也较为迅速,2012年约250万名注册护士，到2014年首次突破300万人，到2018年注册护士量顺利突破400万人。全国卫生技术人员数与全国医疗卫生机构住院量及增长速度分别如图7-2和图7-3所示。

我国已有140多所医学院（不含37所中医院校），随着地方医学院、中高职学校和民办医学院校不断扩充招生，每年招生人数已经突破60万人，医学本专科毕业生也已超过50万人。而目前医疗机构每年招收医学本专科毕业生人数不足五成，从供求角度分析，输出端与需求端存在严重失衡。

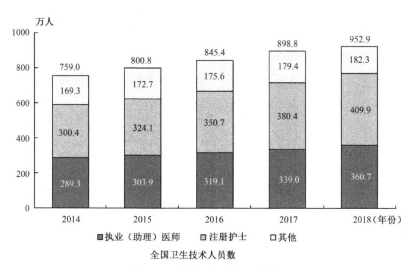

图 7-2 全国卫生技术人员数

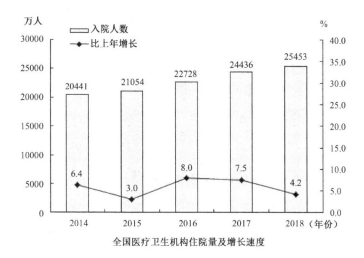

图 7-3 全国医疗卫生机构住院量及增长速度

尽管专业医师和专业护士、专业医疗机构呈现逐年大幅上升趋势，还是不能满足市场需求，尤其是国务院大力推动"健康中国2030"行动之后，大健康产业呈现井喷式的发展，健康管理、医疗康护、医疗护理方面的专业人才和应用人才十分紧缺。一方面，医学高等院校对急需紧缺专业人才的培养不足，造成人才资源短缺。另一方面，造成人才紧缺的关键岗位吸引力低，如儿科、护理科等岗位待遇相对低，工作压力大，社会认同度也不高，学生毕业后选择紧缺专业就业方向的人才较少，优秀人才更为稀少。药房从医院中剥离，药店便需要大量药剂师，大量的养老医院、康复医院需要护理师、针灸师、按摩师和康复师。

在发达国家，康复医疗的分科已经非常细，我国目前还处在康复专业人才匮乏，特别是基层医疗机构的康复人才十分缺乏的阶段。许多疾病，如心脑血管疾病、神经系统疾病，早期康复介入得越早越好，能使患者恢复到比较好的生存状况。目前，我国拥有早期康复介入能力的康复科主要集中在部分大医院。20%的省级综合医院，30%的市级综合医院和56%的市级以下医院不具备早期康复能力，只是提供传统康复服务，康复医疗的服务能力需要提高。

紧密连接教育端和产业应用端，一方面要联合企业打造人才应用体系，用明确的岗位职责和权威的职业认证、有吸引力的薪酬体系来吸引和留住人才；另一方面，要从教育端入手，打造大健康相关专业，加快传统专业的升级优化，探索一条紧密连接教育端和产业应用端，充分整合现代护理学、康复治疗学、老年照护服务、老年福祉科技、康复科技、人工智能和大数据技术、3D打印技术等领域力量，共建大健康应用型人才的教育标准、职业标准和人才培养体系的道路。

既然有需求，就应该有供给。健康产业将从当前的5万亿元发展到20多万亿元，这个产业将吸引大量的专业人才和非专业人才参与。前面我们谈到智慧医疗和人工智能、机器人的发展，未来机器人就诊、机器人送药、机器人护理势必将会造成很多人员面临失业，但这还只是愿景。一旦智慧医疗全覆盖，将会诞生更多全新的岗位，人员结构将再次发生改变。所以，每一次产业大变革，传统的专业将会淘汰，传统的岗位将会调整，人员结构总是随产业结构的变化而变化。而同时，本专科毕业的医学生多选择转行以缓解就业压力，加之医疗机构多存在编制等用人限制，不愿招收没有临床经验的医学本专科毕业生，医疗行业教育资源投入无法获得最大化收益。因此，现有的医学教育通过扩招手段并不能很好地解决医疗机构招人难的实际问题。

国家卫生健康委员会有关人员指出：目前我国医师队伍主要的矛盾已经从数量不足向质量不高和结构不优转变，47.4%的执业医师为本科以下学历，360万医师中有17%是执业助理医师；发达地区和欠发达地区之间、城乡之间医师数量相差较大，农村每千人口医师数为1.8人，仅为城市的45%，很多乡村甚至没有医生；学科人才数量也存在差异，儿科、精神科、妇产科医师加起来不到25%，全科医生只占8.6%。要提高人才的培养质量，必须健全人才培养体系，加大人才培养力度。近年来，我国在深化医教协同、开展专科医师规范化培训制度试点等多方面不断加码，以推动全国专科、全科医疗人才培养。

有专家建议，改革完善全科医生队伍建设和使用激励机制，要多从医生切身利益方面设计考虑。全科医生应该和专科医生一样，拥有好的待遇、好的平台，应该更多地为他们创造职业的荣誉感和自豪感，为他们今后的职业发展前景助力。

医学分为基础医学类、临床医学类、口腔医学类、公共卫生与预防类、中医学类、药学类、中药学类、法医学类、医学技术类、护理学类等几个大类。

我国有140多所医科大学和37所中医药大学。但是，综合排名中，一般都没有纳入中医药类院校。北京协和医院、北大医学部、上海交大医学院、四川大学华西医院、中南大学湘雅医院、华中科技大学同济医院、复旦大学上海医学院、浙江大学医学院、中山大学医学院、北京医科大学、南京医科大学、中国医科大学、南方医科大学、天津医科大学、哈尔滨医科大学、重庆医科大学、大连医科大学等都是非常不错的医科大学。

北京协和医院是集医疗、教学、科研于一体的现代化综合三级甲等医院，是国家卫生健康委员会指定的全国疑难重症诊治指导中心，是最早承担高干保健和外宾医疗任务的医院之一，也是高等医学教育和住院医师规范化培训国家级示范基地、临床医学研究和技术创新的国家级核心基地，以学科齐全、技术力量雄厚、特色专科突出、多学科综合优势强大享誉海内外。北京协和医院在"中国医院排行榜"中连续9年名列榜首。北京协和医院建成于1921年，由洛克菲勒基金会创办。建院之初，就志在"建成亚洲最好的医学中心"，形成了"严谨、求精、勤奋、奉献"的协和精神和兼容并蓄的特色文化风格，创立了"三基""三严"的现代医学教育理念，形成了以"教授、病案、图书馆"著称的协和"三宝"，培养造就了张孝骞、林巧稚等一代医学大师和多位中国现代医学的领军人物，创建了当今知名的10余家大型综合及专科医院。

北京大学医学部，创建于1912年10月26日，是教育部依靠中国自己的力量开办的第一所专门传授西方医学的国立学校。2000年4月3日，原北京医科大学与北京大学正式合并，组建新的北京大学。2000年5月4日，北京医科大学正式更名为北京大学医学部。北京大学医学部集教学、科研、医疗为一体，以本科教育、研究生教育为主，学科覆盖基础医学、临床医学、口腔医学、药学、预防医学、护理学6大门类，专业齐全，基础医学口腔医学专业实行八年制，临床医学专业分为五年制和八年制两种。北京大学医学部是国家"211工程"和"985工程"首批建设的高等学校，是我国最重要的医学创新研究基地和高级医药卫生人才的培养基地之一，是医学"双一流"建设联盟成员,设有6个学院(部)、6家直属附属医院、4家共建附属医院和14家教学医院。

复旦大学上海医学院始建于1927年,是我国创办的第一所国立大学医学院。1928年5月更名为国立中央大学医学院,1932年独立为国立上海医学院,为当时中国唯一的国立医学院。1939年,抗战爆发后,学院内迁至云南昆明,1940年辗转迁至四川重庆。抗战胜利,学院迁回上海,于1952年更名为上海第一医学院。1985年,上海第一医学院定名为上海医科大学。上海第一医学院于1959年被定为全国16所重点高等学府之一,并于1997年入选首批"211工程"。2000年,上海医科大学和复旦大学合并办学,组建成为新的复旦大学。2012年,新的上海医学院成立,作为复旦大学党政的派出机构,根据学校的授权,在大医口的人才培养、科学研究、学科建设、发展规划、资源配置、对外交流等方面,行使相对独立的管理权限。2018年12月21日,教育部、国家卫生健康委员会、上海市人民政府正式签约,共建托管复旦大学上海医学院及其直属附属医院。

上海交通大学医学院由教育部、卫生部和上海市人民政府共建,位列"211工程""985工程""双一流",入选中国首批"卓越医生教育培养计划",是国家级临床技能实验示范中心学科组长单位、上海市卓越医学教育计划专家组组长单位、全国法文医学特藏中心。上海交通大学医学院前身是由圣约翰大学医学院(创建于1896年)、震旦大学医学院（创建于 1911 年）、同德医学院（创建于 1918 年）于 1952 年全国高等学校院系调整时合并而成的上海第二医学院，1985 年更名为上海第二医科大学。1997 年，学校通过了"211 工程"立项。2005 年 7 月 18 日，上海交通大学与上海第二医科大学合并，成立了由教育部、上海市人民政府重点共建的上海交通大学医学院，进入"985"高校行列。2010 年 11 月，学院成为卫生部与教育部合作共建的第一批 10 个重点高校中的一员。

　　四川大学华西医学院，前身是英国、美国、加拿大等国的基督教会 1892 年在成都建立的存仁、仁济医院；1914 年私立华西协合大学成立医学院，将其作为教学医院。经过 113 年的建设，特别是改革开放以来的飞速发展，四川大学华西临床医学院/华西医院已成为学科门类齐全、师资力量雄厚、医疗技术精湛、诊疗设备先进、科研实力强大的综合性研究型临床医学院及教学医院；1990 年被卫生部评定为三级甲等医院。四川大学华西医学院是中国高等医学教育重要基地、西南地区疑难重症诊疗中心、医学科学研究中心、国家循证医学中心、国家新药和中药安全性评价中心。华西医院是中国规模庞大的医院之一，是中国西部疑难危急重症的国家级诊疗中心，在复旦大学 2009 年度和 2010 年度中国最佳专科声誉和最佳医院排行榜上，连续两年名列全国第二。1951 年，新中国接管华西协和大学；1953 年，院系调整为四川医学院，医院更名为四川医学院附属医院；1985 年，四川医学院更名为华西医科大学，医院更名为华西医科大学附属第一医院；

2000年，四川大学与华西医科大学合并，2001年5月，学院/医院更名为四川大学华西临床医学院/华西医院。

浙江大学医学院前身是由1912年中国人自己创办的浙江医学专门学校和1945年8月创设的国立浙江大学医学院两所学校合并（1952年2月）而成的浙江医学院，1960年4月改名为浙江医科大学。1981年，浙江大学医学院被国务院批准为全国首批博士和硕士学位授予单位，1998年与浙江大学、杭州大学、浙江农业大学合并成立新的浙江大学，并于次年重组成立了浙江大学医学院和药学院。2009年，浙江大学实行大部制，将医学院和药学院重组，成立浙江大学医学部。2014年，浙江大学实施学部制优化改革，医学部更名为医药学部，医学院和药学院独立建院。

华中科技大学同济医学院是隶属于华中科技大学的二级学院，是中国首批卓越医生教育培养计划项目试点高校之一，是教育部、卫生部共建高等学校医学院之一。华中科技大学同济医学院的前身为德国医师宝隆博士于1907年创建的上海德文医学堂；1927年改名为国立同济大学医学院；1950年与武汉大学医学院合并，定名为中南同济医学院；1955年更名为武汉医学院；1985年改名为同济医科大学；2000年与华中理工大学等学校合并，组建成华中科技大学；2000年6月，华中科技大学同济医学院成立并挂牌。2010年，华中科技大学同济医学院成为首批10所教育部、卫生部共建高等学校医学院之一，是全国首批试点八年制医学教育院校。

中南大学湘雅医学院隶属于中南大学,是国家首批"卓越医生教育培养计划"项目试点高校,也是首批教育部、卫生部共建高校医学院,是由教育部和卫生部共建的十所部属综合性大学医学院之一、世界医学教育联合会与国际医学教育专门委员会在中国同时进行两个标准试点研究的两所院校之一、首批试办八年制医学教育的五所院校之一。湘雅医学院前身是湘雅医学专门学校,创办于1914年,由湖南育群学会与美国耶鲁大学雅礼协会联合创建,是中国第一所中外合办的医学院。1925年,孙中山曾为湘雅第五届毕业同学题写"学成致用"的勉词。五四运动时,毛泽东曾在此主编过《新湖南》周刊。湘雅医学院由卫生部和湖南省政府共建,历经国立湘雅医学院、湖南医科大学等阶段,1996年进入国家"211工程"重点建设行列,2001年2月进入国家"985工程"重点建设行列。

中山大学中山医学院,隶属于中山大学,是教育部、卫生部首批共建高校医学院之一。中山大学中山医学院前身为创办于1866年的博济医学堂、创办于1908年春的广东光华医学堂及创办于1909年春的广东公医学堂;1953—1954年间,三校合并,组建华南医学院;1956年,改名为广州医学院;1957年,改名为中山医学院;1985年,改名为中山医科大学;2001年10月,原中山大学和中山医科大学合并为新中山大学,并成立了中山大学中山医学院。

首都医科大学是北京市政府、国家卫生健康委员会、教育部共建院校，是北京市重点高等院校、国家首批"卓越医生教育培养计划"试点高校、中国政府奖学金来华留学生接收院校、京港大学联盟创始成员，入选国家建设高水平大学公派研究生项目、国家生命科学与技术人才培养基地、北京市"一带一路"国家人才培养基地。学校建于1956年，原名北京第二医学院；1985年，更名为首都医学院；1994年，更名为首都医科大学；2001年2月12日，北京联合大学中医药学院、北京医学高等专科学校和北京职工医学院并入学校。截至2019年6月，学校校本部设有10个学院、1个学部、1所附属卫生学校，有21所临床医学院（其中19所为附属医院）；开办24个本科专业、14个专科专业；有全日制在校生12422人，其中研究生4648人，本科生5309人，高专高职生1765人，留学生700人；有成教生3121人；学校和附属医院有教职员工和医务人员42791人（校本部1470人，附属医院41321人）；有9个博士后科研流动站、8个一级学科博士学位授权点、13个一级学科硕士学位授权点。

我们看完排名靠前的10所医科院校，下面我们再看看中医药大学情况。中医药大学过去长时间在某些方面显得有些边缘化，因此也没有权威的十强排名，主要有北京中医药大学、上海中医药大学、南京中医药大学、成都中医药大学、广州中医药大学、天津中医药大学、山东中医药大学等。

北京中医药大学是一所以中医药学为主干学科的全国重点大学，直属教育部管理，由教育部、国家卫生健康委员会、国家中医药管理局和北京市共建。学校始建于1956年，前身为北京中医学院，是国务院批准最早创办的高等中医药院校。1960年，被中央确定为全国重点高校；1993年，更名为北京中医药大学；1996年，入选国家"211工程"重点建设大学；2000年，与北京针灸骨伤学院合并，组建新的北京中医药大学；2011年，入选国家"985工程优势学科创新平台"建设高校；2017年，中医学、中西医结合、中药学3个学科入选国家"双一流"建设学科名单；2018年，成为教育部新一届高等学校中医学类、中西医结合类专业教学指导委员会主任委员单位。学校现有3个校区，分别为良乡校区、和平街校区和望京校区，是我国培养高层次创新型中医药人才的教育基地、高等中医药教育改革的示范基地、中医药知识创新和技术创新的研究基地、防治重大疾病和疑难疾患的医疗基地、弘扬优秀传统文化的人文基地、推进中医药走向世界的国际交流基地，为人类健康事业发展和文明进步做出了重要贡献，已经成为在国内外享有盛誉的集教育、科研、医疗、中医药文化传播于一体的著名中医药高等学府。

上海中医药大学创办于1956年，是新中国诞生后国家首批建立的中医药高等院校之一，是教育部与上海市人民政府共建高校，也是上海市重点建设的高水平大学，国家"双一流"和世界一流学科建设高校，世界一流中医药大学建设联盟创始成员，上海市高水平地方高校建设试点单位，首批世界卫生组织传统医学合作中心，国际标准化组织中医药标准技术委员会秘书处所在地；入选"111计划"、卓越医生（中医）教育培养计划、国家建设高水平大学公派研究生项目、特色重点学科项目、国家级大学生创新创业训练计划、教育部人才培养模式创新实验区、国家理科基础研究和教学人才培养基地、新工科研究与实践项目、国家大学生文化素质教育基地、中国政府奖学金来华留学生接收院校、上海市首批深化创新创业教育改革示范高校。学校与上海市中医药研究院合署运行。在全国第四轮学科评估结果中，中医学、中西医结合、中药学 3 个一级学科排名全国第一，均取得 A+的优秀成绩，是全国中医院校中唯一一所取得 3 个 A+的高校。

广州中医药大学是国家首批世界一流学科建设高校、广东省高水平大学建设单位、广东省"211工程"重点建设高校，首批实施"卓越医生（中医）教育培养计划"改革试点高校和承担"中医拔尖创新人才模式改革试点项目"高校，全国首批博士、硕士学位授予单位，入选国家建设高水平大学公派研究生项目、国家特色重点学科项目、卫生部临床药理研究基地、中国中医药师培训基地、国家大学生文化素质教育基地、中国政府奖学金来华留学生接收院校、全国深化创新创业教育改革示范高校，是拥有一级学科国家重点学科的两所中医药高校之一，也是拥有一级学科国家重点学科的唯一一所省属高校。办学基础为创立于 1924 年的广东中医药专门学校，学校的前身广州中医学院是 1956 年经国务院批准成立的新中国首批 4 所高等中医药院校之一，1995 年经国家教委批准更名为现名；原属卫生部、国家中医药管理局领导，于 2000 年转为中央和地方共建，以广东省管理为主。

成都中医药大学原名成都中医学院，创建于 1956 年，是在周恩来等党和国家第一代领导集体的亲切关怀下，经国务院批准建立的我国最早的 4 所中医药高等院校之一，1995 年经原国家教委批准更为现名，2006 年原四川省卫生管理干部学院、四川生殖卫生学院并入。历经 60 余年的发展，学校已成为一所以中医药学科为主体，医药健康相关学科专业相互支撑、协调发展的特色鲜明的高水平中医药大学，是四川省人民政府与国家中医药管理局共建高校、教育部本科教学工作水平评估优秀学校、国家"双一流"学科建设高校。

天津中医药大学，是教育部高等学校中医学、医学人文素质教学指导委员会主任委员单位，世界中医药学会联合会教育指导委员会主任委员单位，世界一流学科建设高校，教育部、国家中医药管理局、天津市政府共建高校，世界一流中医药大学建设联盟成员，入选"卓越医生教育培养计划"改革试点高校、中国政府奖学金来华留学生接收院校、国家建设高水平大学公派研究生项目、国家"特色重点学科项目"、国家级新工科研究与实践项目。大学创建于 1958 年，原名天津中医学院，是中国最早建立的中医高等院校之一，1992 年经国家教委批准，加挂中国传统医药国际学院校牌，2006 年正式更名为天津中医药大学。2017 年，中药学科入选教育部"双一流学科建设学科"名单,并为天津市"双一流建设高校"。

南京中医药大学,始建于1954年,是中国建校最早的高等中医药院校之一,是国家"双一流"世界一流学科建设高校和江苏省高水平大学建设高校、江苏省重点建设高校,是江苏省人民政府与国家中医药管理局共建高校,是世界一流中医药大学建设联盟创始成员、世界卫生组织(WHO)传统医学合作中心、国家卫生部确定的国际针灸培训中心、全国首批硕士和博士学位授权单位、全国古籍重点保护单位、全国中医师资进修教育基地,入选国家建设高水平大学公派研究生项目、国家"特色重点学科项目"、国家"卓越医生(中医)教育培养计划改革"首批试点高校、国家级人才培养模式创新实验区、中国政府奖学金来华留学生接收院校。南京中医药大学不仅主持编写了第一套中医高等教育教材和教学大纲,也为新中国现代高等中医教育输送了第一批师资,培养并诞生了承淡安、叶橘泉等新中国中医药界最早的学部委员(院士),从这里走出了9位"国医大师"(占全国的1/3)、5位中医药界院士(占全国一半),被誉为"新中国高等中医教育的摇篮"。

本科院校之外,还有一批医疗卫生的职业院校,系统性培养的医疗领域应用人才,充实到很多企业、医疗机构,也具有非常重要的作用。

国务院在《关于印发中医药发展战略规划纲要(2016—2030年)

的通知》中，明确要求要加强中医药人才队伍建设；建立健全院校教育、毕业后教育、继续教育有机衔接及师承教育贯穿始终的中医药人才培养体系；重点培养中医重点学科、重点专科及中医药临床科研领军人才；加强全科医生人才、基层中医药人才及民族医药、中西医结合等各类专业技能人才培养；开展临床类别医师和乡村医生中医药知识与技能培训；建立中医药职业技能人员系列，合理设置中医药健康服务技能岗位；深化中医药教育改革，建立中医学专业认证制度，探索适应中医医师执业分类管理的人才培养模式，加强一批中医药重点学科建设；鼓励有条件的民族地区和高等院校开办民族医药专业，开展民族医药研究生教育，打造一批世界一流的中医药名校和学科；健全国医大师评选表彰制度，完善中医药人才评价机制；建立吸引、稳定基层中医药人才的保障和长效激励机制。

第八章

中医药在健康产业中的机会

中医药主要包括中医和中药两大部分。

中医，顾名思义，就是中国的传统医学。早在春秋战国时期中医理论就已基本形成，之后历代均有总结发展。中医在日本、韩国等东北亚和新加坡、越南、菲律宾等东南亚国家都具有非常强大的影响力。

中医学以阴阳五行作为理论基础，将人体看成是气、形、神的统一体，通过"望闻问切"四诊合参的方法，探求病因、病性、病位，分析病机及人体内五脏六腑、经络关节、气血津液的变化，判断邪正消长，进而得出病名，归纳出证型，以辨证论治原则，制定"汗、吐、下、和、温、清、补、消"等治法，使用中药、针灸、推拿、按摩、拔罐、气功、食疗等多种治疗手段，使人体达到阴阳调和而康复。2018年10月1日，世界卫生组织首次将中医纳入具有全球影响力的医学纲要，中医正式得到世界的公认。

史书记载：春秋战国时期中医理论已经基本形成，出现了解剖和医学分科，已经采用"四诊"，治疗法有砭石、针刺、汤药、艾灸、导引、布气、祝由等。自古以来就有"医道相通"的说法。这种影响最早可以追溯到黄老道家的典籍——《黄帝内经》，它是中国传统医学四大经典著作，也是我国医学宝库中成书最早的一部医学典籍。同时是研究人的生理学、病理学、诊断学、治疗原则和药物学的医学巨著。在理论上建立了中医学上的"阴阳五行学说""脉象学说""藏象学说""经络学说""病因学说""病机学说""病症""诊法""论治"及"养生学""运气学"等，后来的中医学和养生学则在先秦道家思想的基础上，开始用阴阳五行解释人体生理，出现了"医工"、金针、铜钥匙等。

东汉出现了著名医学家张仲景，他已经对"八纲"（阴阳、表里、虚实、寒热）有所认识，总结了"八法"。华佗则以精通外科手术和麻醉名闻天下，还创立了健身体操"五禽戏"。唐代孙思邈总结前人的理论并总结经验，收集5000多个药方，并采用辨证治疗，因医德最高，被人尊为"药王"。唐朝以后，中国医学理论和著作大量外传到高丽、日本、中亚、西亚等地。两宋时期，宋政府设立翰林医学院，医学分科接近完备，并且统一了中国针灸由于传抄引起的穴位紊乱，出版《图经》。金元以后，中医开始没落。明清以后，出现了温病派时方派，逐步取代了经方派中医。在明朝后期成书的李时珍的《本草纲目》标志着中药药理学没落。在朝鲜，东医学也得到了很大的发展，例如许浚撰写了《东医宝鉴》。

针灸由"针"和"灸"构成，是我国特有的治疗疾病的手段。它是一种"内病外治"的医术，通过经络、腧穴的传导作用，以及一定的操作法，治疗全身疾病。其内容包括针灸理论、腧穴、针灸技术及相关器具，在形成、应用和发展的过程中，具有鲜明的中华民族文化与地域特征，是基于中华民族文化和科学传统产生的宝贵遗产。《素问·病能论》：有病颈痛者，或石治之，或针灸治之而皆已。针灸疗法的特点是治病不靠吃药，只是在病人身体的一定部位用针刺入，达到刺激神经并引起局部反应，或用火的温热刺激烧灼局部，以达到治病的目的。前一种称作针法，后一种称作灸法，统称针灸疗法。

中医不仅有针灸、按摩等外部治病和养生疗法，还有奇妙的是中药。中医养生主要有预防观、整体观、平衡观、辨证观。未病先防、未老先养；天人相应、形神兼具；调整阴阳、补偏救弊；动静有常、和谐适度。养生就是"治未病"，是通过养精神、调饮食、练形体、慎房事、适寒温等各种方法去实现的，是一种综合性的强身益寿活动。

2019年3月5日，李克强总理在两会报告中强调要支持中医药事业传承创新发展，并强调深化公立医院综合改革，促进社会办医，加快建立远程医疗服务体系，加强基层医护人员培养，提升分级诊疗和家庭医生签约服务质量。坚持预防为主，将新增基本公共卫生服务财政补助经费全部用于村和社区，务必让基层群众受益。

2016年2月，国务院发布了《中医药发展战略规划纲要（2016—

2030年)》(以下简称《纲要》)。《纲要》指出：中医药作为我国独特的卫生资源、潜力巨大的经济资源、具有原创优势的科技资源、优秀的文化资源和重要的生态资源，在经济社会发展中发挥着重要作用。随着我国新型工业化、信息化、城镇化、农业现代化深入发展，人口老龄化进程加快，健康服务业蓬勃发展，人民群众对中医药服务的需求越来越旺盛，迫切需要继承、发展、利用好中医药，充分发挥中医药在深化医药卫生体制改革中的作用，造福人类健康。

《纲要》提出，到2020年，实现人人基本享有中医药服务，中医医疗、保健、科研、教育、产业、文化各领域得到全面协调发展，中医药标准化、信息化、产业化、现代化水平不断提高。中医药健康服务能力明显增强，服务领域进一步拓宽，中医医疗服务体系进一步完善，每千人口公立中医类医院床位数达到0.55张。中医药服务可得性、可及性明显改善，有效减轻群众医疗负担，进一步放大医改惠民效果；中医基础理论研究及重大疾病攻关取得明显进展，中医药防治水平大幅度提高；中医药人才教育培养体系基本建立，凝聚一批学术领先、医术精湛、医德高尚的中医药人才，每千人口卫生机构中医执业类(助理)医师数达到0.4人；中医药产业现代化水平显著提高，中药工业总产值占医药工业总产值30%以上，中医药产业成为国民经济重要支柱之一；中医药对外交流合作更加广泛；符合中医药发展规律的法律体系、标准体系、监督体系和政策体系基本建立，中医药管理体制更加健全。

到 2030 年，中医药治理体系和治理能力现代化水平显著提升，中医药服务领域实现全覆盖，中医药健康服务能力显著增强，在治未病中的主导作用、在重大疾病治疗中的协同作用、在疾病康复中的核心作用得到充分发挥；中医药科技水平显著提高，基本形成一支由百名国医大师、万名中医名师、百万中医师、千万职业技能人员组成的中医药人才队伍；公民中医健康文化素养大幅度提升；中医药工业智能化水平迈上新台阶，对经济社会发展的贡献率进一步增强，我国在世界传统医药发展中的引领地位更加巩固，实现中医药继承创新发展、统筹协调发展、生态绿色发展、包容开放发展和人民共享发展，为健康中国建设奠定坚实基础。

中药在国内很受欢迎。现在中药标准化、现代化显得非常重要，中药材 GAP 认证以来，我国中药材生产管理水平得到了有效提高。企业组织系统保障，药农按照标准生产，大部分中药材企业按照"公司+基地+农户"的运营模式，借助企业内部完善的组织体系，按照企业化运营模式，对农户进行生产指导，实现双赢。

实施 GAP 不仅有效保证了中药材质量，改变了过去零散种植、乱采滥收、乱施农药化肥的状况，而且对药农进行系统性培训和技术指导，有效保证了中药材质量稳定。

第九章

生命科学意义重大

生命科学，又称为生物科学，是研究生物结构、功能、发生、发展和变化规律的前沿性科学，是自然科学的一部分。研究生命科学，就是要研究掌握生命活动规律。早在1859年，英国生物学家达尔文《物种起源》就提出了唯物主义生物进化观点，推动了生命科学的迅速发展。生命科学领域包括生物技术、药物制作、生物医学、生命系统技术、营养技术、食品加工、环境科学和生物医疗设备等。

在全球生命科学领域，美国是当之无愧的领导者，拥有最为雄厚的实验设备、研发人才、研发经费。我们发现，美国国立卫生研究院（NIH）、加州大学旧金山分校、霍华德·休斯医学研究所、斯克利普斯研究所、冷泉港实验室等科研机构之所以伟大，源于它们的科研人员一直孜孜不倦地从事基础的科学研究，也许50年甚至100年都不会产生 GDP，但是他们的科研成果对世界生命科学的贡献却是公认的。没有实力雄厚的基础性科学研究，就谈不上后期的产业发展。

基础科学研究首先就要淡泊名利，这样的科学家在我国也不是少数。最有代表性的就是 2015 年诺贝尔生理学或医学奖获得者屠呦呦。就是这样一位世界级的科学家，一位尊敬的长者，几十年如一日扎根在青蒿素的研究领域，虽然过去名气不大，但是她所研究的青蒿素是抗疟疾的良药。过去全球共有 91 个国家和地区有疟疾流行，其中 15 个国家的疟疾患者占全世界疟疾患者总量的 80%。疟疾防控在我国经历了半个多世纪的艰辛奋斗过程。从新中国成立初期每年 3000 万病例，到 2017 年首次实现无本地感染病例报告，我国即将成为全面消除疟疾的国家，并计划于 2020 年在全国范围内消除疟疾。而青蒿素对于世界疟疾防控功不可没。过去 20 余年间，青蒿素联合疗法在全球疟疾流行地区广泛使用。每个疗程仅需几美元的青蒿素抗疟药，是疫区集中的非洲广大贫困地区人群的福音。据世卫组织不完全统计，青蒿素在全世界已挽救了数百万人的生命，每年治疗患者上亿人。这样淡泊名利、沉下心来搞科研的学者，最终会被历史记住！

图 9-1 为屠呦呦在瑞典接受 2015 年诺贝尔生理学或医学颁奖现场。

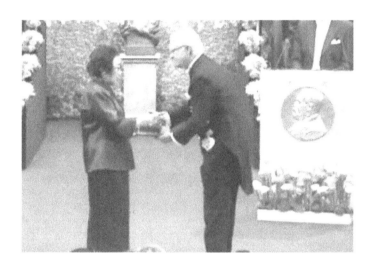

图 9-1 屠呦呦在瑞典接受 2015 年诺贝尔生理学或医学奖颁奖现场

我国生命科学发展

我国从 1982 年就开始陆续实施的生命科学攻关计划、"863"、星火、火炬、"973"、国家科技重大专项、国家重点研发计划等一系列国家科技计划里，在人工合成结晶牛胰岛素、超级稻育种技术、提取改造青蒿素治疗疟疾、参与人类基因组计划、新药创制等领域也取得了一定的突破，为经济社会发展提供了有力支撑。

我国的重大专项中，生命科学有3项，分别是转基因、新药创制、传染病防治。DNA双螺旋结构示意图如图9-2所示。

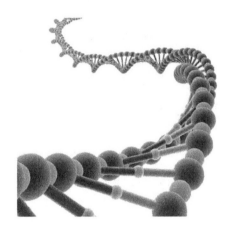

图9-2　DNA双螺旋结构示意图

"973"计划围绕9个领域和2个专题进行战略部署，在领域内分重大项目、重大科学问题导向项目等，其中与生命科学有关的是农业领域（例如，农业动植物育种、病虫害有效防治、生物安全及农产品安全等）、人口与健康科学领域（例如，感染与免疫、脑科学与认知、衰老研究、非传染慢性复杂性疾病研究、病原体致病与重要传染病发病机理、中医科学等）和传染病基础研究专题。之后，"973"计划面向世界科学前沿，陆续新增部署了7个重大科学研究计划，涉及生命科学领域的有蛋白质研究、发育与生殖研究、干细胞研究。

我国生命科学国家科技重大专项如图9-3所示。

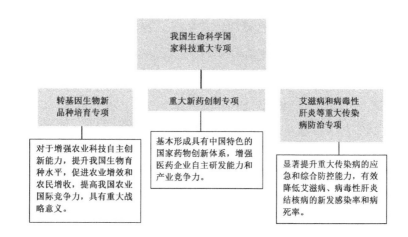

图 9-3　我国生命科学国家科技重大专项

从 2016 年开始，科技部陆续发布关于国家重点研发计划重点专项，目前形成了 59 个重点专项的总体布局，其中与生命科学领域有关的有 15 项，如图 9-4 所示。

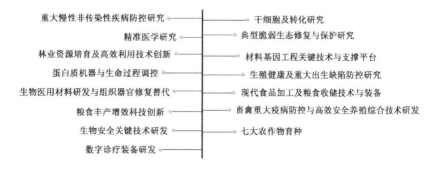

图 9-4　生命科学领域有关的国家重点研发计划

我国在生命科学领域也不断取得突破,包括基础研究(例如,结构生物学、干细胞、脑科学、免疫、表观遗传等)、技术研发(例如,体细胞重编程技术、极体移植技术、极体高通量测序、单分子磁共振等)、应用研究(例如,重大慢性疾病、疫苗研发、流行病研究、农业领域等)都有亮点成果。

2019年初,中国科学技术协会发布了"中国生命科学十大进展"。

(一)天然免疫应答与炎性反应的新型调控机制

来自北京协和医学院基础医学研究所、海军军医大学医学免疫学国家重点实验室、南开大学曹雪涛院士的研究团队通过联合研究发现了多个调控免疫启动和炎症消退的新型分子,同时他们还揭示了其中所涉及的具体作用机制。他们发现,INF诱导的新型长链非编码RNA分子lnc-Lsm3b能通过负反馈平衡的方式抑制病毒诱导干扰素产生的信号通路,从而避免炎症损害。干扰素产生之后能作用于相应受体,干扰素受体IFNγR2会通过膜易位在细胞膜上形成功能性干扰素受体,从而有效介导干扰素效应。肿瘤诱导的脾脏中成红细胞样细胞(Ter-cells)的产生会促进肿瘤不断进展,这种细胞及其分泌的血清抗体在癌症进展中扮演着关键角色。DNA甲基化氧化酶Tet2能够通过调控Socs3 mRNA的去甲基化修饰来激活造血因子的信号通路,促进体内髓系免疫细胞增殖和病原体清除。

（二）国际首例人造单染色体真核细胞

2018年8月2日，刊登在国际著名杂志 Nature 上的一篇研究报告中，来自中国科学院分子植物科学卓越创新中心/植物生理生态研究所的覃重军研究团队等人在国际上首次人工创建了单条染色体的真核细胞，该成果是合成生物学研究中具有里程碑意义的重大突破性研究。研究人员以天然含有16条染色体的真核生物酿酒酵母为研究材料，采用合成生物学"工程化"方法和高效使能技术，在国际上首次人工创建了自然界不存在的简约化的生命，即仅含有单条染色体的真核细胞。这项研究成果是通过经典分子生物学"假设驱动"与合成生物学"工程化研究模式"来探索解析生命起源与进化中重大基础科学问题的一个新范例，也是继20世纪60年代人工合成结晶牛胰岛素和tRNA之后，中国学者再一次利用合成科学策略，去回答生命科学领域一个重大的基础问题，即建立原核生物与真核生物之间基因组进化的桥梁。

（三）构建世界首例体细胞克隆猴

2018年1月24日，发表在国际杂志 Cell 上的一篇研究报告中，来自中国科学院神经科学研究所的研究人员在世界上率先利用一种经过改进的 SCNT 技术克隆出了第一批非人灵长类动物——食蟹猴（Macaca fascicularis）。研究人员希望利用这种改进的技术培育出遗传上相同的灵长类动物群体，以便提供更好的癌症等人类疾病的动物模型。这项研究中，研究人员通过将几种技术结合在一起来优化体细胞克隆技术，这种技巧就是将胚胎细胞转化为特化细胞时 DNA 发生的化学修饰进行移除。通过使用猴子胎儿细胞，他们创造出 109 个克隆胚胎，并且将其中将近四分之三的克隆胚胎植入 21 只代孕猴中，这导致 6 只代孕猴怀孕。在出生后，两只食蟹猴存活下来：如今八周岁的"中中（Zhong Zhong）"和六周岁的"华华（Hua Hua）"。

中科院上海神经科学研究所所长蒲慕明教授表示，这两只食蟹猴目前看起来比较健康，该研究所目前正在等待另外六只克隆猴子诞生。灵长类动物的大脑是研究人类精神障碍和退行性疾病的最佳模型。当前很多神经精神疾病不能得到有效治疗的一个重要原因是，药物研发通常使用的小鼠模型和人类相差甚远。在小鼠模型上花费巨大资源筛选到的候选药物用在病人身上大都无效或有不可接受的副作用。而利用体细胞克隆技术制作脑疾病模型猴，为人类社会面临的重大脑疾病的机理研究、干预、诊治带来前所未有的光明前景。

（四）母源因子 Huluwa 诱导脊椎动物胚胎体轴形成

2018 年 11 月 23 日，刊登在国际杂志 *Science* 上的一篇研究报告中，来自清华大学孟安明院士研究组与陶庆华教授研究组通过研究首次报道了母源基因 Huluwa 在脊椎动物胚胎背部组织中心及体轴形成中的决定性作用。这项研究成果是胚胎发育生物学领域的一项重大研究进展。人和动物的躯体有两条主要轴线：头尾和背腹轴线，各种组织器官沿其依序排列。脊椎动物在胚胎发育早期，主要依赖于被称为组织中心（Organizer）区域的作用，这两条轴线逐渐建立。

文章中，研究人员发现并命名了一个新的母源因子——Huluwa，Huluwa 的缺失会导致胚胎无法形成组织中心、体轴及头部组织，而且其发生异位表达或会诱导额外体轴的形成。

研究者进一步研究发现，早期胚胎中 Huluwa 蛋白能够定位在未来背部区域细胞的质膜上，并招募 Axin 蛋白，Axin 蛋白是与 b-catenin 结合并导致其降解的关键蛋白。当与 Huluwa 结合后，Axin 就会发生降解，从而保护 b-catenin 不被降解，并转运到细胞核中发挥作用。研究人员发现的母源因子 Huluwa 是发育生物学家几十年来一直在寻找的组织中心关键决定因子。

（五）中国被子植物区系进化历史研究

2018 年 2 月，一项刊登在国际杂志 *Nature* 上的研究报告中，来自中国科学院植物研究所的陈之端研究组与南京林业大学、美国佛罗里达大学和澳大利亚国家标本馆的科研人员联合研究，重建了中国被子植物的系统发育树和时间树。文章中，研究人员结合物种分布的数据揭示了中国被子植物系统发育多样性形成的时空格局。该研究明确了中国被子植物属级和种级水平及应该重点保护的关键地区，填补了中国目前生物多样性保护战略中缺失的一块，即生物多样性不仅要保护物种丰富度，而且要保护系统发育多样性，自然保护区建设要充分考虑区系的演化历史。这为中国生物多样性保护和保护区建设提供了坚实的科学基础。

（六）脑内新型谷氨酸合成通路参与学习记忆

2018 年 6 月，一项刊登在国际杂志 *Cell* 上的研究报告中，来自中国科学技术大学生命科学学院熊伟教授研究组与中科大化学学院黄光明教授研究组合作，通过利用单细胞质谱、光遗传、分子生物学、电生理及动物行为学等技术方法，揭示了一条脑内谷氨酸合成新通路及其参与日光照射改善学习记忆的分子及神经环路机制。适度的阳光照射对人体有很多好处，包括维生素 D 的合成及多种皮肤疾病的治疗等。此外，人们还发现阳光照射对神经系统也有一定程度的影响，例如适度的日光照射可以改善人们的情绪和认知。然而，由于研究手段的局限，对日光照射引起与神经系统相关的行为变化的深层机制目前并不清楚。

研究人员发现，日光照射动物皮肤后会使得血液里一种称为 UCA 的化学物质含量大幅度增加，增加的 UCA 能透过血脑屏障进入大脑神经细胞，在细胞内 UCA 会通过一系列生物代谢酶最终转化成为谷氨酸。细胞内的谷氨酸在运动皮层及海马的神经末梢释放，进而激活运动学习及记忆相关的脑内神经回路，从而增强动物的运动学习能力和物体识别记忆能力。这项研究是自 20 世纪七八十年代之后科学家们再度发现新的脑内谷氨酸生物合成通路。由于谷氨酸在大脑内具有参与细胞内蛋白合成、能量代谢及兴奋性神经信号传递等多种重要的生理功能，因此该通路的发现对于后期科学家们理解大脑的工作机理及探索相关疾病发生的机制都将具有非常重要的意义。

（七）新型可遗传编码神经递质荧光探针的开发

2018 年 7 月 12 日，一项刊登在国际杂志 *Cell* 上的一篇研究报告中，来自北京大学生命科学学院、北大-清华生命科学联合中心、PKU-IDG/麦戈文脑科学研究所李毓龙研究团队开发出了一种新型可基因编码的多巴胺荧光探针。这种新型探针能帮助监测果蝇、斑马鱼和小鼠中内源多巴胺的动态变化，该探针将成为研究多巴胺相关神经环路的重要工具。

研究者将荧光蛋白与特异性的人源神经递质受体巧妙地进行分子水平的融合和改造，开发出了新型可遗传编码的乙酰胆碱和多巴胺荧光探针，具有高灵敏度、分子特异性、精确的空间分辨率和亚秒级响应速度。此外，研究人员还积极地开发出了更多新的神经递质和调质的荧光探针，目前已在去甲肾上腺素、五羟色胺、腺苷、三磷酸腺苷和神经肽的探针开发工作中取得了重要进展，这项研究未来将为研究大脑的功能提供重要的工具。

（八）灵长类动物发育和寿命调控关键通路获揭示

2018年8月23日，一项刊登在国际杂志 *Nature* 上的研究报告中，来自中科院动物所和生物物理所的研究人员首次结合非人灵长类动物模型、人类干细胞模型及基因编辑技术，揭示了灵长类动物发育和寿命调控关键通路。研究人员经过3年努力，首次实现了"长寿蛋白"SIRT6在非人灵长类动物中的全身敲除，由此获得了世界上首例特定长寿基因敲除的食蟹猴模型。与SIRT6敲除小鼠所表现的加速衰老表型明显不同，SIRT6敲除的食蟹猴在出生数小时内即死亡。

研究者发现，SIRT6敲除的食蟹猴未见加速衰老表型，却表现出严重的全身发育迟缓。新生SIRT6敲除猴的脑、肌肉及多种其他器官组织中，均表现出明显的胚胎期未成熟的细胞和分子特征。这项研究首次揭示了可调控灵长类动物出生前发育程序的关键分子开关，为研究人类出生前发育迟缓综合征提供了重要的模型体系。研究者还首次发现灵长类和啮齿类动物在衰老调节通路方面的巨大差异，为开展人类发育和衰老的机制研究，以及相关疾病的干预奠定了重要基础。

（九）疱疹病毒的组装和致病机理

2018年4月，一项刊登在国际杂志 *Science* 上的研究报告中，来自中国科学院生物物理研究所饶子和院士研究团队的首席研究员王祥喜等科学家通过研究首次报道了疱疹病毒α家族的2型单纯疱疹病毒核衣壳的3.1A的原子分辨率结构，阐明了核衣壳蛋白复杂的相互作用方式和精细的结构信息，并提出了疱疹病毒核衣壳的组装机制。这项研究为科学家们后期进一步研究病毒核衣壳与包膜蛋白的组装及为疱疹病毒的抗病毒治疗奠定了基础，同时或许也能够帮助研究者们以结构为基础将疱疹病毒设计成溶瘤病毒，为治疗肿瘤提供了广阔的应用前景。

(十)多维基因组学大数据指导下的继发胶质母细胞瘤精准治疗

2018 年 11 月,刊登在国际杂志 *Cell* 上的一篇研究报告中,来自首都医科大学北京市神经外科研究所、首都医科大学附属北京天坛医院的江涛教授等科学家通过研究,描绘了 188 例继发胶质母细胞瘤的基因突变全景图,发现 MET 扩增、PTPRZ1-MET 融合基因及 MET 第 14 外显子跳跃(METex14)这 3 种 MET 基因相关的分子事件均集中发生在继发胶质母细胞瘤中,提示其可能促进低级别胶质瘤向继发胶质母细胞瘤进展。研究人员首次证实 MET 基因系列变异是驱动脑胶质瘤恶性进展的关键机制,同时研究者从基因变异全景图的广度提出继发性胶质母细胞瘤克隆进化的模型。研究者提出的 PTPRZ1-MET 和 METex14 这两种 MET 突变是两种特异性较高的 MET 通路异常的生物学标识,易于建立可推广的临床诊断方法。

美国生命科学

美国国立卫生研究院(NIH)是世界上从事生命科学研究最重要的研究机构之一,在美国联邦政府研发经费中的份额仅次于国防部。

美国国立卫生研究院初创于 1887 年，当时位于纽约州 Staten 岛的 Stapleton，是美国海军总医院（MHS）、现在的美国公共健康服务中心（PHS）的一间卫生学实验室，称为 laboratory of hygiene，目的在于效仿德国的卫生设施，为公众健康服务。首任负责人是一位研究细菌的年轻内科医生 Joseph J.Kinyoun。作为美国最主要的医学与行为学研究和资助机构，NIH 已经成为美国政府健康研究关注的焦点，是世界最具影响的医学研究中心之一，是美国公共健康服务中心的下属部门之一，隶属美国卫生与人类服务署（HHS）。

NIH 是世界最大的医学研究机构之一，共拥有 27 个研究所及研究中心，其中有 24 个研究所及研究中心直接接受美国国会拨款，资助研究项目。另外 3 个机构是临床医学中心、科学评审中心和信息技术中心。临床医学中心（Warren Grant Magnuson Clinical Center），是 NIH 总部的一个医院-实验室联合临床研究中心，每年接收住院患者 7000 人，门诊患者 72000 人，该中心下属的来访者信息中心（The Visitor Inxxxxation Center），是 NIH 的信息联络中心，每年接待数千名来访者。科学评审中心（Center for Scientific Review），负责申请项目的受理和学术评审工作。信息技术中心（Center for Inxxxxation Technology），负责 NIH 的信息管理和协调工作。

加州大学旧金山分校（University of California, San Francisco, UCSF），是世界著名的生命科学及医学中心。前身是 1864 年于旧金山建立的托兰医学院（Toland Medical College），1873 年加入加州大学，成为伯克利加州大学附属的医学院，是加州大学系统中唯一的只专注于健康和生命科学的大学，也是加州大学系统中唯一只进行严格的研究生教育的大学，以医学和生命科学而闻名。共有 9 位加州大学旧金山分校的教授或研究人员曾获得诺贝尔奖，在世界大学学术排名中，加州大学旧金山分校临床医学位列世界第 2，生命科学位列世界第 3；在 US News 全美最佳医院排名中，UCSF 附属医院位列全美第 6。

霍华德·休斯医学研究所（The Howard Hughes Medical Institute, HHMI），是美国非营利性医学研究所，研究主要集中在四个领域：细胞生物学、遗传学、免疫学和神经科学，1986 年新增加结构生物学。研究所成为生物医学研究和科学教育的重要推动力量。霍华德·休斯医学研究所的科学家正在增加我们对社会最棘手的一些健康难题的理解，包括艾滋病、心血管疾病、癌症和糖尿病，其最终目标是改善人们的生活质量。霍华德·休斯医学研究所的研究员的创造力和成就被广泛认可。现在有超过 180 名研究所的研究人员是美国国家科学院的院士及 25 个诺贝尔奖得主。

斯克利普斯研究所（The Scripps Research Institute, TSRI）是位居美国前 10 名的生物医学研究所，也是美国最大的非营利性质的研究所。斯克里普斯研究所基础研究包含免疫学、分子和细胞生物学、化学、神经科学、自身免疫性疾病、心血管病学、病毒学和合成疫苗的发展。TSRI 在这些学科领域的研究均获得国际上的公认，其中以在生物分子的基本机构和设计方式的研究方面表现尤为突出，是少数几个世界领先的中心之一。TSRI 在基础生物科学的研究领域一直处于世界领先水平，其研究的基础生物科学是医学研究中至关重要的一部分，它主要探寻生命中最根本的进程。在过去 30 余年的时间里，TSRI 研究所为人类卫生健康状况的改善做出了重大贡献。2002 年 TSRI 将其研究生学院命名为凯洛格科学技术学校，授予学生博士学位。斯克里普斯研究学院设有以下研究项目，包括肿瘤生物学、细胞生物学、化学生理学、化学、神经成瘾性疾病、遗传学、免疫学与微生物学、病原学、代谢与衰老学、分子生物学、分子和实验医学、分子和综合性神经科学、分子治疗学、神经生物学、神经系统科学等。TSRI 研究所拥有多个研究中心和项目，包括综合性分子生物学中心哈罗德多里斯（Harold L.Dorris）神经研究所、海伦多里斯（Helen L.Dorris）儿童及青少年精神疾病研究所、儿童期疾病和慢性病研究所、分子隔离中心、国际艾滋病疫苗研究机构（IAVI）设在 TSRI 的中和抗体中心、皮尔森酒精成瘾研究中心、斯克利普斯应用科学研究所、斯卡格化学生物学研究所、医学蠕虫研究所等。

被誉为世界生命科学圣地、"分子生物学摇篮"，名列世界影响最大的十大研究学院榜首的冷泉港实验室（又译为科尔德斯普林实验室），位于纽约州长岛上的冷泉港。此机构的研究对象包括癌症、神经生物学、植物遗传学、基因组学及生物信息学，其主要成就为分子生物学领域，在该研究所一共诞生了 8 位诺贝尔奖得主。冷泉港实验室负责人詹姆斯·杜威·沃森先生是 DNA 双螺旋结构图的发现者之一，被称为 DNA 之父，诺贝尔奖得主，同时也是"国际人类基因组计划"的倡导者和实施者。冷泉港 DNA 学习中心是全球最有影响的生命科学教育基地。

欧洲生命科学

欧洲生物信息研究所（EMBL-European Bioinformatics Institute，EMBL-EBI），是一个非营利性的学术机构，致力于以信息学手段解答生命科学问题。该所建立于 1994 年，位于英国剑桥南部的维康信托基因园，是欧洲分子生物学实验室的一部分，为科学界提供免费生物信息资源，促进基础研究，提供培训和传播行业尖端技术。欧洲生物信息研究所管理和维护着多个大型生物信息公共数据库，跨基因组学、蛋白质组学、化学信息学、转录组学、系统生物学等学科，同时创建了多种工具供研究人员分析和分享信息。欧洲生物信息研究所拥有超过 20 年生物信息学研究和服务经验，是全球收集和传播生物数据、提供免费生物信息服务的欧洲节点。

荷兰是世界上生命科学和健康活动最集中的地方之一。过去10年，荷兰活跃在生命科学领域的公司数量增加了一倍以上，医药行业在其经济体系中发挥着举足轻重的作用。2019年3月，欧洲药品管理局（EMA）从英国伦敦迁址荷兰首都阿姆斯特丹，进一步巩固了荷兰在生物医药领域的国际地位，并为生物制药企业和服务提供商带来了巨大的机遇。

德国将生命科学界定为"引领性先进学科"，而系统生物学、计算神经科学与医学基因组学是生命科学研究的前沿学科。德国联邦政府通过系列措施大力推进上述3个领域的研发创新。德国建立了比较完整的科研体系，教育研究部是德国生物技术主要管理部门。德国拥有亥姆霍兹国家研究中心、马克斯·普朗克协会、莱布尼茨联合会和弗劳恩霍夫应用研究促进会等与生物技术相关的世界著名研究机构，其中马克斯·普朗克协会被评为自然2015年生命科学前100强机构第4名。除此之外，德国拥有300多所高等学校，其中82所综合性大学设有与生物医学、农业或环境相关的专业，海德堡大学、慕尼黑大学和弗莱堡大学等7所大学排名进入自然2016年生命科学前100强机构。从政府层面看，德国在进行生物技术研发支出统计时将相关支出主要包含在"健康研究和健康产业"及"生物经济"两个大项中，德国政府在这两个领域的研发支出近年来不断增加。

第十章

健康产业再思考

几家出版社的朋友最近听说我在写一本关于健康产业的新书，他们都很好奇，问我是不是转行研究养生保健了。我很纳闷，为什么一说到健康产业就会想起养生保健？为什么一说起健康产业，就只知道养生健康？尽管一本书无法把健康产业完整地解释清楚，也难以把一个产业未来的趋势分析得那么透彻，但还是坚定了我对这个行业的深入思考！

大健康产业从2016年10月25日国务院发布了《"健康中国2030"规划纲要》之后，进入到第一个小高潮。三年多来，我们发现这个阶段的健康产业最主要的特征是一批养老地产和养老医院的兴起。说不清楚全国具体有多少个养老和医养项目，几百个还是有的，但是这个阶段健康产业最大的问题是同质化比较严重，低水平的竞争加剧。

2019年7月，《健康中国行动（2019—2030年）》正式发布，无疑将推动我国大健康产业持续升温。相信有了前几年的试水，健康产业的质量将会有一个显著提升。

我们都很关注健康，但主要还是关注疾病，关注的是如何不生病，以及有病了去哪个最好的医院治疗的问题。我们经常讲不要抽烟，不要酗酒，不要熬夜，不要经常吃剩饭，要多走路，要多锻炼，这些并不是人人都能做到的。科学普及健康知识是几代人的任务。几十年前，随地吐痰，随地扔垃圾，上车不排队，公众场合大声喧哗等不文明行为在很多城市非常普遍，现在已经好很多了。国民素质的提升，需要一个过程。健康也一样，是我们自己的事情，也是全社会的事情，关系到家庭幸福、民族振兴、国家强大。

今天的中国历尽千辛万苦，终于成为全球第二大经济体。一个国家的崛起不是一天两天修成的，改革开放四十年就是一个养精蓄锐的过程，就是韬光养晦的过程。国民过上健康长寿幸福生活，国家才算真正强大！

维系国民健康长寿的基础不仅仅要有一流的医疗条件和高超的医疗水平，还要有尽善尽美的医疗服务，配套的体育运动休闲设施、舒适的生活环境、网络密布的社区专科医院、高质量的营养品保健品等。

正如前面分析的那样，现在我们发展健康产业，不一定就是办医院开诊所，也不一定就是发展制药业。健康服务业将异军突起，互联网医疗、智慧医疗将是健康产业新的主力军。

一直有一种预感，未来 10 年，中国的互联网医疗、智慧医疗将引领全球。当然，引领的不一定是医疗技术，这个方面与美国、欧洲比较，应该还有一定的距离。但是，商业模式上，中国将走在前面，就好比现在的互联网和支付系统，没有哪个国家能够有中国这么先进。他们还在刷信用卡，我们在全民刷手机。购物、出行、就医、餐饮，几乎没有不行的地方。下一步，也不用刷手机了，"刷脸"就可以。随着人工智能技术的进一步完善和成熟，人脸识别、语音识别技术开始在很多场景得到应用，包括支付系统、远程医疗系统。

智慧医疗是医疗产业变革的必然趋势，包括远程医疗、互联网医疗、医疗人工智能、医疗大数据、医疗 3D 打印、医疗机器人、商业医疗保险、医疗管理、康复护理、健康食品、营养保健品的集群发展，将形成新的产业闭环。现有的远程医疗、互联网医疗都是碎片化的，是零星和局部的，还不足以支撑真正意义上的智慧医疗产业。进入这个领域的企业要充分利用互联网、人工智能、医疗大数据、云计算这些新技术融合医疗和养老康复两个板块作为应用场景，开发出具有高效、便捷的科技产品。我非常看好这个领域，尽管现在还没有像样的产品和企业诞生，但是我并不担心这个行业，相信高手还没出现。其实，很多时候我们不一定把技术本身的进步看得太重要。

人工智能技术本身其实并没有太大的进步，但是企业家们玩得很好，应用场景很多，中国的市场足够大，现在居然能够发现很多黑马，都与人工智能沾边。市值上百亿的企业超过好几十家。一直没有想明白，3D打印这么伟大的技术为什么没有在应用端爆发，而其仅仅在医疗康复领域的应用就足以支撑几十个市值突破百亿元级的企业。因此，今天有幸进入健康产业领域，也未必不是在寻求解决之道！

企业家的思维与学者的思维的确大不一样。有时候，学者的思维一毛不值，他们瞻前顾后，大道理连篇。等什么都考虑周全了，风险没有了，机会也就没有了。企业家首先考虑的是市场在哪里，实际收益在哪里，学者讲的都是着眼未来的大道理。3D打印要是在全国医疗系统全部铺开，仅仅在大外科领域，手术路线规划、骨骼修复和骨骼植入，也足以支撑几十家市值上百亿元的公司。商业竞争和商业模式至关重要。某种程度上讲，与产品本身关联并不大。

医养结合，不应该仅仅局限在养老领域。虽然老年产业是一个非常庞大的产业，但是还应与旅游度假休闲、医疗管理、康养结合。高端的、各具特色的医养项目，突出的是医和养两大核心。康养结合重在康和养。这个行业其实并没太多的科技含量，进入门槛也不太高，推广起来并不难。难的是前期投入较大，融资成本较高。

在医养服务和康养服务方面做足文章，则需要更多高科技的支撑，整个智慧管理和智慧服务系统（包括智慧医疗系统）非常重要。病人的陪护如果能够与可穿戴、人工智能、服务机器人结合，无疑是一大进步。服务机器人在新一轮健康产业大潮中将大有可为。日本因为提前进入老龄社会，劳动力短缺，从20世纪90年代就开始大力发展能够陪护老人和小孩的服务机器人，但是一直没有得到广泛应用。核心问题还是产品本身存在缺陷，自动化程度不高，人机互动能力太差，导致机器还是机器，老人还是老人。人机如果不能互动，就不能实现陪护的目的。最近两年随着语音技术和人脸识别技术的突破，服务机器人有了突飞猛进的提升，与老人和小孩聊天、唱歌、跳舞、带路、翻筋斗、读新闻、打电话、报警、自动联络服务后台等功能一应俱全。今后，服务机器人将无孔不入，市场空间非常大。

制药和医疗器械产业是一个长线投资，利润丰厚，不是每个人都适合进入竞争激烈的行业，因为这些行业往往门槛比较高。从国家战略层面，这个领域和生命科学一样重要，国有企业和大型科研机构必须在这些领域加大投资研发力度，国家科研经费应该大力扶持。创新药、特效药的研发要从基础的药剂学和基础化学开始，建立国际化的梯级研发和管理团队。高新科技竞争的行业比的是远景，不是眼前的境况，一定要突出战略价值。现在我们的竞争更多是规模和收入，但是后劲是否十足，则要看我们的研发投入和研发成果能否跟上。中医药产业如何在本轮健康产业中异军突起，全方面发力，是一个不可忽视的课题。

有了3D打印、人工智能这些新技术，传统的医疗器械行业正迎来新一轮变革机遇期，把过去不可能做成的医疗装备变为可能，增加了一些手段和途径。传统的自动化医疗装备与人工智能结合,将促成更多医疗机器人产品诞生。

生命科学在研究生物生命规律方面功不可没。但是,目前人类还是渺小的,对生物自身功能和人性的很多认识还是未知的。有些研究可能在很长的时间里都只能是研究,并不能真正形成产业。而生命科学这样的领域注定了本身的属性就是研究和探索。

可穿戴设备将更加普及。现在我们的手机已经是一个简易的可穿戴装备,能够自动记录和分析运动量。我们可以开发出很多个性化的需求,满足不同群体的需要,特别是当产品与康复医疗领域结合,应用场景的空间将是无限的。

健康产业并不只是健康本身,现在可以与体育运动、度假休闲、养生保健、绿色食品保健品等很多需求深度结合。比如,现在很多人讲究吃的是绿色健康食品,穿的是天然棉麻面料,每天坚持打球、跑步、健身等,有需求的地方就有产业。辐射范围广、市场潜力大、几乎无所不包无所不容,或许这就是大健康产业的魅力所在。我们将有很多机会选择,但是我们不可能面面俱到。

附录 A
国务院健康中国行动

国务院关于实施健康中国行动的意见

国发〔2019〕13号

各省、自治区、直辖市人民政府,国务院各部委、各直属机构:

人民健康是民族昌盛和国家富强的重要标志,预防是最经济最有效的健康策略。党中央、国务院发布《"健康中国2030"规划纲要》,提出了健康中国建设的目标和任务。党的十九大作出实施健康中国战略的重大决策部署,强调坚持预防为主,倡导健康文明生活方式,预防控制重大疾病。为加快推动从以治病为中心转变为以人民健康为中心,动员全社会落实预防为主方针,实施健康中国行动,提高全民健康水平,现提出以下意见。

一、行动背景

新中国成立后特别是改革开放以来,我国卫生健康事业获得了长足发展,居民主要健康指标总体优于中高收入国家平均水平。随着工业化、城镇化、人口老龄化进程加快,我国居民生产生活方式和疾病谱不断发生变化。心脑血管疾病、癌症、慢性呼吸系统疾病、糖尿病等慢性非传染性疾病导致的死亡人数占总死亡人数的88%,导致的疾病负担占疾病总负担的70%以上。居民健康知识知晓率偏低,吸烟、过量饮酒、缺乏锻炼、不合理膳食等不健康生活方式比较普遍，由此引起的疾病问题日益突出。肝炎、结核病、艾滋病等重大传染病防控形势仍然严峻，精神卫生、职业健康、地方病等方面问题不容忽视。

为坚持预防为主，把预防摆在更加突出的位置，积极有效应对当前突出健康问题，必须关口前移，采取有效干预措施，细化落实《"健康中国2030"规划纲要》对普及健康生活、优化健康服务、建设健康环境等部署，聚焦当前和今后一段时期内影响人民健康的重大疾病和突出问题，实施疾病预防和健康促进的中长期行动，健全全社会落实预防为主的制度体系，持之以恒加以推进，努力使群众不生病、少生病，提高生活质量。

二、总体要求

（一）指导思想。

以习近平新时代中国特色社会主义思想为指导，全面贯彻党的十九大和十九届二中、三中全会精神，坚持以人民为中心的发展思想，坚持改革创新，贯彻新时代卫生与健康工作方针，强化政府、社会、个人责任，加快推动卫生健康工作理念、服务方式从以治病为中心转变为以人民健康为中心，建立健全健康教育体系，普及健康知识，引导群众建立正确健康观，加强早期干预，形成有利于健康的生活方式、生态环境和社会环境，延长健康寿命，为全方位全周期保障人民健康、建设健康中国奠定坚实基础。

（二）基本原则。

普及知识、提升素养。把提升健康素养作为增进全民健康的前提，根据不同人群特点有针对性地加强健康教育与促进，让健康知识、行为和技能成为全民普遍具备的素质和能力，实现健康素养人人有。

自主自律、健康生活。倡导每个人是自己健康第一责任人的理念，激发居民热爱健康、追求健康的热情，养成符合自身和家庭特点的健康生活方式，合理膳食、科学运动、戒烟限酒、心理平衡，实现健康生活少生病。

早期干预、完善服务。对主要健康问题及影响因素尽早采取有效干预措施，完善防治策略，推动健康服务供给侧结构性改革，提供系统连续的预防、治疗、康复、健康促进一体化服务，加强医疗保障政策与健康服务的衔接，实现早诊早治早康复。

全民参与、共建共享。强化跨部门协作，鼓励和引导单位、社区（村）、家庭和个人行动起来，形成政府积极主导、社会广泛动员、人人尽责尽力的良好局面，实现健康中国行动齐参与。

（三）总体目标。

到 2022 年，健康促进政策体系基本建立，全民健康素养水平稳步提高，健康生活方式加快推广，重大慢性病发病率上升趋势得到遏制，重点传染病、严重精神障碍、地方病、职业病得到有效防控，致残和死亡风险逐步降低,重点人群健康状况显著改善。

到 2030 年,全民健康素养水平大幅提升,健康生活方式基本普及,居民主要健康影响因素得到有效控制,因重大慢性病导致的过早死亡率明显降低,人均健康预期寿命得到较大提高,居民主要健康指标水平进入高收入国家行列,健康公平基本实现。

三、主要任务

(一)全方位干预健康影响因素。

1. 实施健康知识普及行动。维护健康需要掌握健康知识。面向家庭和个人普及预防疾病、早期发现、紧急救援、及时就医、合理用药等维护健康的知识与技能。建立并完善健康科普专家库和资源库,构建健康科普知识发布和传播机制。强化医疗卫生机构和医务人员开展健康促进与教育的激励约束。鼓励各级电台电视台和其他媒体开办优质健康科普节目。到 2022 年和 2030 年,全国居民健康素养水平分别不低于 22% 和 30%。

2. 实施合理膳食行动。合理膳食是健康的基础。针对一般人群、特定人群和家庭,聚焦食堂、餐厅等场所,加强营养和膳食指导。鼓励全社会参与减盐、减油、减糖,研究完善盐、油、糖包装标准。修订预包装食品营养标签通则,推进食品营养标准体系建设。实施贫困地区重点人群营养干预。到2022年和2030年，成人肥胖增长率持续减缓，5岁以下儿童生长迟缓率分别低于7%和5%。

3. 实施全民健身行动。生命在于运动，运动需要科学。为不同人群提供针对性的运动健身方案或运动指导服务。努力打造百姓身边健身组织和"15分钟健身圈"。推进公共体育设施免费或低收费开放。推动形成体医结合的疾病管理和健康服务模式。把高校学生体质健康状况纳入对高校的考核评价。到2022年和2030年，城乡居民达到《国民体质测定标准》合格以上的人数比例分别不少于90.86%和92.17%，经常参加体育锻炼人数比例达到37%及以上和40%及以上。

4. 实施控烟行动。吸烟严重危害人民健康。推动个人和家庭充分了解吸烟和二手烟暴露的严重危害。鼓励领导干部、医务人员和教师发挥控烟引领作用。把各级党政机关建设成无烟机关。研究利用税收、价格调节等综合手段，提高控烟成效。完善卷烟包装烟草危害警示内容和形式。到2022年和2030年，全面无烟法规保护的人口比例分别达到30%及以上和80%及以上。

5. 实施心理健康促进行动。心理健康是健康的重要组成部分。通过心理健康教育、咨询、治疗、危机干预等方式，引导公众科学缓解压力，正确认识和应对常见精神障碍及心理行为问题。健全社会心理服务网络，加强心理健康人才培养。建立精神卫生综合管理机制，完善精神障碍社区康复服务。到2022年和2030年，居民心理健康素养水平提升到20%和30%，心理相关疾病发生的上升趋势减缓。

6. 实施健康环境促进行动。良好的环境是健康的保障。向公众、家庭、单位（企业）普及环境与健康相关的防护和应对知识。推进大气、水、土壤污染防治。推进健康城市、健康村镇建设。建立环境与健康的调查、监测和风险评估制度。采取有效措施预防控制环境污染相关疾病、道路交通伤害、消费品质量安全事故等。到2022年和2030年，居民饮用水水质达标情况明显改善，并持续改善。

（二）维护全生命周期健康。

7. 实施妇幼健康促进行动。孕产期和婴幼儿时期是生命的起点。针对婚前、孕前、孕期、儿童等阶段特点，积极引导家庭科学孕育和养育健康新生命，健全出生缺陷防治体系。加强儿童早期发展服务，完善婴幼儿照护服务和残疾儿童康复救助制度。促进生殖健康，推进农村妇女宫颈癌和乳腺癌检查。到2022年和2030年，婴儿死亡率分别控制在7.5‰及以下和5‰及以下，孕产妇死亡率分别下降到18/10万及以下和12/10万及以下。

8. 实施中小学健康促进行动。中小学生处于成长发育的关键阶段。动员家庭、学校和社会共同维护中小学生身心健康。引导学生从小养成健康生活习惯，锻炼健康体魄，预防近视、肥胖等疾病。中小学校按规定开齐开足体育与健康课程。把学生体质健康状况纳入对学校的绩效考核，结合学生年龄特点，以多种方式对学生健康知识进行考试考查，将体育纳入高中学业水平测试。到2022年和2030年，国家学生体质健康标准达标优良率分别达到50%及以上和60%及以上，全国儿童青少年总体近视率力争每年降低 0.5 个百分点以上，新发近视率明显下降。

9. 实施职业健康保护行动。劳动者依法享有职业健康保护的权利。针对不同职业人群，倡导健康工作方式，落实用人单位主体责任和政府监管责任，预防和控制职业病危害。完善职业病防治法规标准体系。鼓励用人单位开展职工健康管理。加强尘肺病等职业病救治保障。到 2022 年和 2030 年，接尘工龄不足 5 年的劳动者新发尘肺病报告例数占年度报告总例数的比例实现明显下降，并持续下降。

10. 实施老年健康促进行动。老年人健康快乐是社会文明进步的重要标志。面向老年人普及膳食营养、体育锻炼、定期体检、健康管理、心理健康以及合理用药等知识。健全老年健康服务体系，完善居家和社区养老政策，推进医养结合，探索长期护理保险制度，打造老年宜居环境，实现健康老龄化。到 2022 年和 2030 年，65 至 74 岁老年人失能发生率有所下降，65 岁及以上人群老年期痴呆患病率增速下降。

（三）防控重大疾病。

11. 实施心脑血管疾病防治行动。心脑血管疾病是我国居民第一位死亡原因。引导居民学习掌握心肺复苏等自救互救知识技能。对高危人群和患者开展生活方式指导。全面落实 35 岁以上人群首诊测血压制度，加强高血压、高血糖、血脂异常的规范管理。提高院前急救、静脉溶栓、动脉取栓等应急处置能力。到 2022 年和 2030 年，心脑血管疾病死亡率分别下降到209.7/10万及以下和190.7/10万及以下。

12. 实施癌症防治行动。癌症严重影响人民健康。倡导积极预防癌症，推进早筛查、早诊断、早治疗，降低癌症发病率和死亡率，提高患者生存质量。有序扩大癌症筛查范围。推广应用常见癌症诊疗规范。提升中西部地区及基层癌症诊疗能力。加强癌症防治科技攻关。加快临床急需药物审评审批。到2022年和2030年，总体癌症5年生存率分别不低于43.3%和46.6%。

13. 实施慢性呼吸系统疾病防治行动。慢性呼吸系统疾病严重影响患者生活质量。引导重点人群早期发现疾病，控制危险因素，预防疾病发生发展。探索高危人群首诊测量肺功能、40岁及以上人群体检检测肺功能。加强慢阻肺患者健康管理，提高基层医疗卫生机构肺功能检查能力。到2022年和2030年，70岁及以下人群慢性呼吸系统疾病死亡率下降到9/10万及以下和8.1/10万及以下。

14. 实施糖尿病防治行动。我国是糖尿病患病率增长最快的国家之一。提示居民关注血糖水平，引导糖尿病前期人群科学降低发病风险，指导糖尿病患者加强健康管理，延迟或预防糖尿病的发生发展。加强对糖尿病患者和高危人群的健康管理，促进基层糖尿病及并发症筛查标准化和诊疗规范化。到2022年和2030年，糖尿病患者规范管理率分别达到60%及以上和70%及以上。

15. 实施传染病及地方病防控行动。传染病和地方病是重大公共卫生问题。引导居民提高自我防范意识，讲究个人卫生，预防疾病。

充分认识疫苗对预防疾病的重要作用。倡导高危人群在流感流行季节前接种流感疫苗。加强艾滋病、病毒性肝炎、结核病等重大传染病防控，努力控制和降低传染病流行水平。强化寄生虫病、饮水型燃煤型氟砷中毒、大骨节病、氟骨症等地方病防治，控制和消除重点地方病。到 2022 年和 2030 年，以乡（镇、街道）为单位，适龄儿童免疫规划疫苗接种率保持在 90% 以上。

四、组织实施

（一）加强组织领导。国家层面成立健康中国行动推进委员会，制定印发《健康中国行动（2019—2030 年）》，细化上述 15 个专项行动的目标、指标、任务和职责分工，统筹指导各地区各相关部门加强协作，研究疾病的综合防治策略，做好监测考核。要根据医学进步和相关技术发展等情况，适时组织修订完善《健康中国行动（2019—2030 年）》内容。各地区要结合实际健全领导推进工作机制，研究制定实施方案，逐项抓好任务落实。各相关部门要按照职责分工，将预防为主、防病在先融入各项政策举措中，研究具体政策措施，推动落实重点任务。

（二）动员各方广泛参与。凝聚全社会力量，形成健康促进的强大合力。鼓励个人和家庭积极参与健康中国行动，落实个人健康责任，养成健康生活方式。各单位特别是各学校、各社区（村）要充分挖掘和利用自身资源，积极开展健康细胞工程建设，创造健康支持性环境。鼓励企业研发生产符合健康需求的产品，增加健康产品供给，国有企业特别是中央企业要做出表率。鼓励社会捐资，依托社会力量依法成立健康中国行动基金会，形成资金来源多元化的保障机制。鼓励金融机构创新健康类产品和服务。卫生健康相关行业学会、协会和群团组织以及其他社会组织要充分发挥作用，指导、组织健康促进和健康科普工作。

（三）健全支撑体系。加强公共卫生体系建设和人才培养，提高疾病防治和应急处置能力。加强财政支持，强化资金统筹，优化资源配置，提高基本公共卫生服务项目、重大公共卫生服务项目资金使用的针对性和有效性。加强科技支撑，开展一批影响健康因素和疑难重症诊疗攻关重大课题研究，国家科技重大专项、重点研发计划要给予支持。完善相关法律法规体系，开展健康政策审查，保障各项任务落实和目标实现。强化信息支撑，推动部门和区域间共享健康相关信息。

（四）注重宣传引导。采取多种形式，强化舆论宣传，及时发布政策解读，回应社会关切。设立健康中国行动专题网站，大力宣传实施健康中国行动、促进全民健康的重大意义、目标任务和重大举措。编制群众喜闻乐见的解读材料和文艺作品，以有效方式引导群众了解和掌握必备健康知识，践行健康生活方式。加强科学引导和典型报道，增强社会的普遍认知，营造良好的社会氛围。

国务院

2019年6月24日

后记

健康无小事,健康你我他。全民健康,幸福你我他。人民健康,国家强大。

在以互联网、大数据、人工智能、机器人、3D打印为特征的新一轮科技变革的推动下,健康产业的外延和内涵发生了很多改变,给产业界带来了新的机会,增加了主动健康、健康管理、健康保险、健康养老、休闲式健康、互联网健康等健康服务业内容。整体来看,健康产业正在实现新旧动能转换,进入健康产业 2.0 时代,也就是数字化和智能化的健康产业时代。

过去的年代,大家为生计而奔波,为事业而奋斗,老了却是浑身伤病。很多人折腾了大半辈子,最终功成名就,却发现身体很多功能开始衰退。在健康面前钱财如粪土,而牺牲身体健康换来的财富更是一点都不值!

有人说，人生就是一场折腾，折腾反而变得更加充实。充实的人生更加完美。但是，折腾之后仍然有一副好身子，这才是大家所希望得到的。很多诺奖获得者、科学家、艺术家八九十岁还在全世界奔走，还在课堂、实验室、车间、田头工作，因为这是他们生活的一部分，充实的生活使他们变得强大起来。

好的习惯就是好的生活方式。有些看起来并不好的习惯，也许并不完全是坏事。有人说，飞机上都能够听见麻将声，一定是到四川了。的确，打麻将是四川人的一大爱好。汶川大地震刚刚过去，一些人悲痛之余就开始打麻将了。生活还得继续，化解悲痛需要力量。学会翻开新的一页，是四川人豁达开朗、积极面对生活的一面。在麻将中学会排解，在麻将中学会成长。历届四川省委书记，特别是外地调往四川的书记都曾经下决心整顿四川的麻将，最后都以失败告终。一位从北京调往四川的省委书记在离开四川时感叹：麻将已经成为四川人精神生活的一部分，老百姓有个爱好不是坏事。四川人什么时候开始打麻将的，无从考究，反正现在从城市到农村四川人都把麻将作为一项重要的娱乐爱好。逢年过节、日常茶余饭后，走亲访友，都需要麻将这个活动热闹热闹。打麻将多少都要赌点钱，才有意思。老年人一般也就玩个一场一两元的，一天输赢也就三五十元，钱多钱少不是问题，图的是个快乐。四川人打麻将这么多年，很少听说过因为麻将闹出什么大事。四川省有8600多万人口，这么大一个省，老百姓喜欢打麻将有利于社会稳定，打麻将也是群众文化的一部分。因为麻将，四川的农家乐很早就发展壮大起来，成为全国闻名的美丽乡村典范。各种三星级、四星级的农家乐非常有特点，亭台楼阁、绿树环绕、小桥流水，这么好的环境下，四五个人一围，泡杯茶，一个人一天也就花费个三五十元，吃的是农家自己种的绿色蔬菜，喝的是农村山泉，泡的是农家绿茶。所以，很多人都觉得四川人过的日子是神仙日子，"巴适得很"。很多游客都喜欢到四川去，到了四川都不想回。四川不仅山好、水好，人也好，很多人印象中都是四川妹子漂亮，因为四川的气候，四川妹子个个身材苗条，皮肤富有弹性。真是一方水土养一方人。

四川人还有一个众人皆知的爱好：火锅。吃火锅那真是一个享受，一锅麻辣红汤，香飘万里，整个城市都有火锅味。农村虽然没有火锅味，却笼罩在制作火锅佐料的芳香中。凡是到过四川的人都想吃一顿地道的四川火锅。九尺鹅肠、毛肚，在红汤中涮一涮，几秒钟就可以入口，又清又脆、又麻又辣。在四川人的餐桌上，几乎什么都可以在火锅中涮，什么都可以成为美味。麻辣兔头、五香凤爪、卤猪肝、卤猪耳朵，都是最佳下酒菜。

四川不缺美女，不缺美食，也不缺美酒。四川是酒的故乡。在飞机上不仅能够听到麻将声，也能够闻到火锅味，还有酒香。全国的白酒中，有一大半产自四川。四川人喝酒也是天生的，酒文化根深蒂固。吃一顿饭，喝两瓶酒，成为家常便饭。四川人的酒量很大，虽然都说喝酒伤肝，好像四川还不是肝病重灾区。东北人、山东人、河北人，好像整个华北和东北地区喝酒都很厉害，都比四川强。大家都说，喝酒的人耿直，喝完酒好办事，几杯下肚，事情也就谈完了。就好比四川的麻将，很多事情，麻将桌上就说了。一个地方有一个地方的文化，这些文化离开了这块土壤，也就不复存在。离开四川很多年了，在北京没有人约打麻将，也很少有人约喝酒。偶尔几个老乡约一起聚聚，有时候喝两杯小酒，有时候不喝也不劝。所以要感受地道的四川风土人情、酒文化、火锅文化、麻将文化，都需要亲自到四川去。离开了四川，虽然还是四川菜、四川厨师、四川空运过来的佐料、四川的酒，怎么吃都觉得不是那个正宗的四川味。

四川的火锅主要在成都，因为成都是西部最大的城市。成都文化底蕴丰富，有很多好吃好玩的，还有大熊猫。成都之外的各个地方都各有特色，川南酒都、蜀南竹海，都是养生度假的好地方；川西的九寨沟、黄龙，就好比人间天堂，美不胜收。川北是闹革命的地方，川陕革命根据地总部就在巴中。当年，数十万巴山儿女参加红军，多么壮观，多么值得尊敬！新中国成立以后，大巴山出了很多将军。闻名中外的大巴山是我的老家，那里有茂密的植被，一眼看不穿的树林，其他什么产业几乎都没有。四川的每一个地区，都有特色，都值得去体验。我在四川生活了 20 多年，对每一个地方都有很深的感情。改革开放 30 多年，全国变化这么大，我国成为全球第二，北上广深经济快速发展，四川也没有掉队。川北的南充、广安、广元、达州，都是几个穷地方，不过经济发展缓慢的地方，生态环境比较好。青岛市委清宪书记和我说起四川,总是不胜感慨:四川人的精神面貌就是好,有冲劲,充满正能量。

四川的 GDP 在全国不算高,比起山东,差距很大。山东 GDP 是四川的两倍。在很多四川人眼中,山东是发达地区。这几年,我在青岛有一些投资,对山东一些城市有了接触。有一个问题一直没有想明白:在山东任何一个城市,感受不到发达城市的氛围。无论 GDP 超万亿元的青岛,还是 GDP 七八千亿元的烟台、济南,总感觉它们不像个经济发达城市。在山东,GDP 3000 多亿元的地方被称为穷地方,可是在四川,除了成都 GDP 早就过万亿元,排名第二和第三的才 2000 多亿元,其他还有很多地方才 1000 亿元。但是山东与四川的最大区别在于,可能山东是真富了,但是精神面貌缺失了。无论在成都,还是绵阳、德阳,哪怕川北这些经济落后地区,都能够感受到蓬勃的生机和战无不胜的精神动力。

这几年,川北这几个连片贫困的城市都在大力发展生态农业、乡村旅游、医养产业,因地制宜,反响还比较好。我已经好多年没有回老家了,听说前段时间还开通了北京到巴中的航班,高铁好像过几年也可以通了。高速公路早在 10 年前就通了,巴中到成都现在才 3 个小时,我们那个年代从巴中到成都那是需要一天一夜的。20 世纪 90 年代初期全国的高速路都很少,巴中到成都连大件公路也没有,全是乡村公路。

生活方式和生活环境、生活习惯是影响健康的三要素。一方水土养一方人，尽管有些习惯并不是最好，但是却是支撑一个人精神生活的重要力量。有些陋习是应该改掉的，有些雅趣是可以保留的，有些可以传承，有些可以借鉴。生活不一定千篇一律，各有各的精彩！

外面的世界很大，外面的世界也很精彩，每个城市有每个城市的精华，每个城市有每个城市的文化。想起了四川，不妨夸夸我们的大四川，好不容易从大巴山里走出来，用另一只眼睛回头仰望，儿时艰辛的过往成为我一路砥砺前行的无限动力。交通条件大为改善以后，大批康养项目、医养项目、体育运动项目、度假休闲项目，需要远离城市的喧嚣，这些工业落后、自然生态保持良好、植被茂盛的地方无疑将成为健康产业投资商的首选。

因为"健康中国 2030"，大家都开始关注养生、保健、运动，关注疾病预防、疾病治疗，关注生活方式改变。大家都关注健康，关注生活方式和工作方式，生活的幸福感就油然而生。在解决温饱以后，就应该关注生活质量。

健康是什么？健康要有良好的身体素质，强壮的体魄，充满活力的精神状态，还要有崇高的素质。

健康产业是什么？健康产业是围绕高品质的生活、疾病预防、疾病治疗、医疗康复、医疗护理、养老等相关联的绿色食品、运动休闲、旅游度假、医疗服务、教育培训、医疗器械、制药等衍生出来的生产加工、物流配送、医疗卫生、护理服务等产业。

未来 10 年，健康产业将成为国民经济的支柱产业，市场规模将突破 20 万亿元。

本书中，我们梳理了对健康的认识、健康产业的概念、欧美发达国家健康产业发展的一些经验做法，以及我国健康产业的一些现状，分析了健康产业发展的趋势，使我们对健康产业有了一个基本的判断和认识。并分析了如果要进入这个行业，我们该如何布局，哪些是我们的优势，哪些是我们的劣势。

尽管我们分析了健康产业许多新趋势，但是健康产业并不是一个全新概念。很多朋友问我是不是又转行了？从媒体记者到制造业协会研究产业经济，发起 3D 打印联盟、机器人联盟，现在又关注了健康产业。其实，我并没有走远。3D 打印、机器人、人工智能只是制造业的一个细分，新兴产业是传统制造业新的发展方向。而健康产业需要3D 打印、机器人、人工智能这些新科技的支撑，才能促进传统健康产业的转型升级。前面分析了 3D 打印在医疗生物领域的突破和应用，以及精准医疗、复杂手术、骨骼坏死、器官移植、康复等领域带来的革命性变化。机器人在微创手术等领域成功应用，成为医生解决复杂手术的重要助手。人工智能与医疗结合，与康复结合，实现人机交互、人机一体，一场智慧医疗的革命正在悄然上演。

进入 3D 打印这个行业四五年，我付出了很多努力。尽管 3D 打印每年保持30%以上的高速增长，但还是没有达到大家的预期。不是3D打印技术不行，而是应用没有完全打开。我一直坚信3D打印是21世纪最伟大的技术之一，但是我们现在对3D打印的研发不足，投入不足，重视不够，而且对3D打印的期望值太高，总感觉没有达到我们所需要的产值和税收。要知道，3D打印还只是一个十五六岁的孩子，虽然看起来个子已经1米七八，像一个大人，但并没有走向社会，还需要学习，还需要培养，还需要成长。3D打印的专业人才严重短缺，国内至今没有哪所大学开设3D打印专业。在研发方面，有无数人自称为教父，却没有核心技术和原创技术支撑。五六百家设备生产企业，却没有几家有像样的实验室和研发中心。我曾经对国外很多3D打印同行做过长期研究，无论欧洲还是美国，3D打印这个行业发展都很不错，虽然很多企业10多年了，也才一个多亿产值，但丝毫没有影响他们的信心。无论在航空航天、模具制造、医疗康复、工业设计、创客教育等领域，他们都有一股锲而不舍的精神。区别于欧美同行，我们的目标往往是"三年过亿""五年上市"，没有科研投入，没有专业人才，要想实现宏伟的目标就只有靠运气了。一项新的技术往往经过多次迭代，多次反复以后，才会被用户所接受。

新的市场需要培育，需要策略，把不是刚性的市场变为刚性，就不愁订单了。3D打印是什么，是一项先进的制造技术。但是，没有3D打印技术，不能做的还是少数。我们要打开3D打印市场，就是要放大这极少数。中国这个国家之所以伟大，任何一家世界500强企业都不敢忽视，核心就是中国的市场空间足够大，购买力足够强。十几亿人口的大国，不缺乏购买力，关键要把需求挖掘出来。比如，前面我们分析的婴幼儿头部矫正器，既是婴幼儿坐车出行的头部护具，又是婴幼儿的头部矫正器。很多婴儿刚生出来，头部还没发育成熟，有些头部需要矫正，但是过去几乎就没有这样的产品和技术。现在有了3D打印，就可以根据婴幼儿的具体需求个性化定制。中国每天有多少婴幼儿出生？又有多少头部需要矫正的婴幼儿？哪怕千分之一甚至是万分之一，这个市场都不可小觑。再说个性化定制康复鞋垫，现在至少10个人中，就有一半人的脚有问题，就需要个性化定制矫正鞋垫。不是患者不感兴趣，而是患者现在连自己都不知道脚有问题。那么，我们就需要先去做脚部普查，查出来有问题的患者，告诉他有什么问题，如何通过矫正来解决这些问题。可是，一方面由于我们急功近利，另一方面则是没有商业道德的价格战。这个行为的确不受人待见。有些中国企业把这些坏习惯带到国外去，真是丢人现眼。

很多医疗康护产品都是进口尼龙材料打印出来的，正常的尼龙材料是1.8元/克，加上设备折旧、人员工资、运营经费，市场价5元/克才算合理（当然这个价格对用户来讲，还是有点偏高，我想如果是3.8元/克，那对于用户是非常理想的）。2019年3月份，广东省的两家3D打印加工服务企业突然抛出1.8元/克的特价，拉开价格战的序幕。这一下子把整个行业都"搞懵"了，这生意怎么做？1.8元连材料成本都不够啊！要抢占市场打价格战也不能直接把对方玩死啊！一面是怨声载道，一面是行业冷冷清清。两三个月之后，突然老顾客又回来不少，原因是1.8元单价的产品，质量严重不行。这个事情发生后，我觉得设备厂商也有问题，为什么不能把设备成本、材料成本、维保成本降低一些呢？如果终端客户能够得到实惠，市场起来了，大家都能够挣到钱。

但是，设备商总想在设备上赚钱，而材料基本上是专用，不用某家的材料设备都不能开机，材料被垄断了，材料自然也要赚钱。有些厂家设备卖出去后，要求每年必须维保，维保费用一年10多万元。这样的厂家不是少数，但是我认为这不是明智的玩法。我就给他们分析，设备要赚钱，材料要赚钱，维保要赚钱，既然每个环节都要考虑赚钱，成本自然居高不下，应用市场如何打开？如果终端用户因为成本太高，不愿使用，设备又卖给谁，渠道商又从何处挣钱？如果没有人愿意与你玩，你的设备、材料还有什么商业价值？我的想法是，设备要赚钱，但是利润要下降一些，材料可以考虑不赚钱，维保也可以考虑不赚钱，盯住设备，在设备上赚钱就可以了。如果推进这样的策略，终端市场自然就起来了，渠道商能够从中赚到钱，整个市场就可以激活。过去一年卖300台设备，每台设备赚100万元，毛利润是3亿元。材料毛利润50%，维保费每年10多万元，如果我们把设备利润降低到50万元/台，每年卖出1000台，毛利润就是5亿元。材料利润降到10%就可以了，维保费先免三年，以后每年2万元就可以。这样算下来，利润空间反而比过去高出很多，而且市场增速会快很多。为什么我们在市场还没起来的时候就先考虑自身丰厚的利润，而把用户堵在门外？

3D 打印厂商如果能够听听我们的建议，大家都放下身段，把成本降下来，共同把刚性需求开发出来，把渠道商的积极性调动起来，大家都墨守商业规则，我想应该发展得必须再快好多倍。

3D 打印为医疗康复领域、教育领域、工业领域所做的贡献，奠定了 3D 打印美好的未来，即使前几年很辛苦也是值得的。希望有更多的 3D 打印厂商，构建更多 3D 打印公共服务平台，更多的专业人才加入这个行业，科学普及 3D 打印，推广应用 3D 打印，促进 3D 打印成为医疗康复机构重要的工具。

"脑机接口"，将给人类带来什么

2019 年 6 月 24 日，*Science* 杂志机器人学子刊最新一期发表的论文中，美国卡内基-梅隆大学科研团队日前开发出一种可与大脑无创连接的脑机接口，能让人用意念控制机器臂连续、快速运动。研究人员表示，这一效果接近于过去需要在脑部植入传感器的有创脑机接口。卡内基-梅隆大学生物医学工程系教授贺斌团队提出一种基于连续追踪模式的训练框架，并通过"源成像技术"，提高对想象运动连续追踪的解码精度，实现了一种效果良好的无创脑机接口系统。当使用这一系统时，人们只需佩戴一顶可测量脑电波的帽子，并在脑海中想象自己移动手臂,而无须实际运作手臂,就可以让与系统相连的机器臂随意念而动,并让机器臂追逐屏幕上的光标。通过脑机接口,改善大脑运行,会让我们时刻就像刚刚睡了一个好觉醒来,精神抖擞、注意力集中、思维敏捷,能够清醒高效地去做一件事情。

2019年7月17日,马斯克兴奋地宣布了他旗下的Neuralink公司近两年来的研究成果:脑机接口。就是在大脑里植入芯片,让大脑和AI直接联通起来,让人可以直接通过思维控制电脑。新推出的"打孔器"使用激光在头骨上钻孔,旨在尽可能减少损害。而"缝纫机"则可以将一条只有人头发丝1/4粗细的线路植入大脑中,同时可以避开大脑血管。

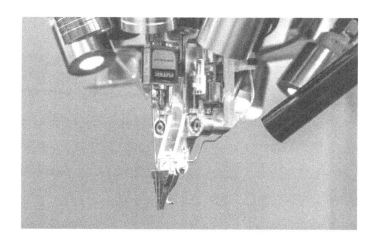

Neuralink发布的"缝纫机"

马斯克表示，Neuralink 的脑机接口植入技术计划实现三大目标：一是在保证安全性和可持续性的情况下，逐步提高读取和写入的神经元数量；二是在每个阶段，为有着急切医疗需求的病患生产设备；三是让脑机接口手术如激光近视手术一样简单和自动化。他说，我们不会突然推出神奇的技术，这需要很长时间，但我认为未来人类智力会被 AI 甩在身后，脑机接口可以让我们跟上 AI 的脚步。所以，让人脑和机器连接很重要。

马斯克的脑机接口与霍金长期依赖的"轮椅"有什么关系？最初霍金的轮椅只是个代步工具，但随着病情的恶化，他的言语也开始变得模糊不清，所以工作人员开始对霍金的轮椅下功夫。为了能够让霍金正常与人交流，他的轮椅加装了一台 Apple II 电脑与显示器，并且植入了一套叫作"平等器"的程序，该程序只需要一个光标，逐行扫描屏幕上的字母表，那时的霍金还有三根手指可以活动，所以他只需要给电脑一个确认指令就能实现输入。到了 2008 年，霍金的手指已经虚弱到按不动确认键，不过脸部肌肉仍然可以活动，所以工作人员又为其开发了全新 Cheek Switch 装置到霍金的眼镜上。该装置可以用红外检测脸颊肌肉活动，当霍金面部肌肉收缩时，传感器就会接收到信号，信号反馈到电脑后选定目标字母。最后，英特人工程师团队针对霍金的轮椅下功夫，安装了一套可供残障人士使用的交互系统（简称 ACAT），可以让霍金的任何脸部动作进行操作，打字效率提高了 1 倍。后来该套设备还加入了一键静音、快速搜索、多任务切换等功能，使得日常处理任务的效率提高了 10 倍。轮椅上还加装了 12 英寸屏幕，可以完成写稿、收发邮件、接听电话。同时轮椅上还有一个万能遥控器，通过红外可以操控霍金办公室和家中的电视机、音响、灯光、开关门等任务。霍金的轮椅上还安装了多功能感应系统，搭载了各种传感器，能实时检测霍金的健康状态，记录轮椅的使用状况。

  从中我们可以发现，虽然人工智能最近两年才火爆起来，脑机接口这些新名词也是 2019 年才走上台面进入大众视野的，但是霍金先生轮椅的核心科技已经非常了不起，具有高精密传感器、高速处理器、人机交互、语音识别、图像识别等功能。Neuralink 新产品的最终目标是在截瘫病人身上植入设备，帮助其控制手机或电脑。下一步，我们完全可以通过马斯克的脑机接口等技术，为残障人士、老年病患者带来福音。随着脑科学和脑神经研究的深入推进，以及 3D 打印、机器人等技术的参与，我认为未来很多高度残障，包括截瘫病人完全有机会正常站立并行走，甚至恢复到接近正常人的思考能力也不是不可能。可能成本是主要因素，如果这些费用不能进入社保医保，这些愿望将很难实现。要为一位长期瘫痪的病人做手术，帮助其站立起来，首先要进行体内植入，找到截瘫的原因，解决骨头坏死问题，重新植入钛合金的骨头，并通过生物 3D 打印技术，利用病人的干细胞培育病人的器官、细胞、软组织。目前，体内植入技术，特别是骨骼方面的技术已经成熟，并大量成功运用。生物 3D 打印在打印器官、细胞、软组织等方面还有很长的路要走，但是希望是客观存在的。

现在很多科学家在研究脑科学与神经科学方面投入很多精力，这是非常必要的。掌握亿万神经元结构、规律、原理，是一门非常艰难的学问，就好比我们探索的基因科学，必须把基因测序这些基础的规律总结出来，才能破解基因科学的深层次问题。我们的生命科学专家未来一旦系统性掌握了基因科学、脑科学、神经科学的核心技术，并应用到人体学，将从根本上解决许多疑难症病，提升人类生活质量。

10年以后，我们不排除人类将会建立起较为完整的各种疾病基因库，无论大脑还是骨骼、肠胃、心脏、肝脏、腿脚、鼻子、眼睛、耳朵等任何一个部位、一个器官，我们都可以通过相应的疾病基因库的图谱，利用医疗大数据和高速云计算技术，借助人工智能，及时诊断病情，找到病因，并利用医疗3D打印技术打印器官、细胞、软组织，利用脑机技术对脑神经进行修复。有些人年龄较大，属于器官衰老或损坏的情况，可以通过器官置换等手段解决。有些先天性疾病可以通过病例基因进行足部神经修复，使其恢复正常。当然，这些绝不是科幻想象，未来人类完全有能力在生命科学领域实现巨大突破，以抢救重大先天性疾病和后天疾病造成的重大身体损伤、组织系统缺失等，提高人的免疫能力、抵抗能力和适应自然的能力。

3D打印在骨科领域的成功应用使我坚信，通过3D打印这项技术几乎可以使不能站立起来的先天性骨折和粉碎性骨折、骨骼坏死的患者重新站立起来，走路一瘸一拐的患者可以恢复正常行走。现在来看，这不是技术本身的问题，很多复杂的脊柱侧弯、骨骼坏死等手术，我国已经成功掌握其中的关键技术。就好比一部机器，可能大梁断了，也可能齿轮磨损太厉害了，可能有些零部件老化了，现在我们可以利用 3D 打印技术打印一个钛合金的骨头，内部蜂窝状还可以培育骨骼素生长，重新植入体内。换一个或几个零部件不是问题，关键是谁来为病人买单。残疾人患者是弱势群体，没有庞大的家庭财富支撑，靠康复辅助器具支撑，无法完全实现行动自由。康复器具其实就是一个辅助手段，不能解决根本性问题，也不能使病人重新站立行走，恢复正常。建议一些慈善公益类基金会和慈善企业家多支持残疾人群体，能够有更多资金赞助残疾人通过医疗 3D 打印技术最终实现站立行走的愿望。目前 3D 打印器官细胞软组织这些体内植入物技术，还面临很多困难，技术本身还没完全成熟，也没有案例产生。

健康产业的确不再是医院和医药的代名词，一切都在改变。市场需求在变，产品在变，服务方式也在改变。对健康产业做的不同角度分析，目的是让我们有一些基本判断。

距离首届国际健康产业大会 2019 年年会还有一个半月，我除了加班加点写完这本书，将我对健康产业的思考在大会期间分享给大家，与大家交流，还有很多事情要做。健康产业是我今年选定的最重要的两大事情之一。从二月份开始我就策划和组织这个论坛。最初是想做一个国际康复产业论坛，因为我发现康复这个产业并没被大家所关注，核心是想推动 3D 打印、机器人在康复医疗领域的应用。大概筹备了两个月，发现医疗领域的很多专家都觉得康复不是他们的专业。后来，我继续思考，觉得健康产业这个面比较好，可以包括大健康的很多内容。于是，国际健康产业论坛开始浮出水面。

做事情需要讲究顺风顺水，天时地利人和。2012年当我在全力推进3D打印的时候，几乎国际和国内所有媒体铺天盖地地宣传3D打印，这是重要的外部力量支撑。如果我们做事情，仅仅靠自己单枪匹马是不够的。前期我主要是觉得健康与每个人都有关系，产业需求旺盛。好在推进了几个月，国际健康产业全球理事会刚刚组建完，正好是7月15日，接下来半个月几乎天天都是"健康中国2030"的大新闻，国务院正式发布"健康中国2030"行动方案和考核方案，很多地方都在制定贯彻落实具体意见。尽管是一个庞大的产业，推进起来却并不孤单，而且还能够得到外援。我觉得我和这个领域最大的区别在于，他们在关注健康，我在关注健康这个产业。

由我倡议，联合11个国家20多位两院院士组成的国际健康产业论坛理事会（http://www.ihif.vip）创始人团队于2019年6月底组建完成。这是在全球医疗健康领域的梦之队。很多院士我都没有见过面，他们却愿意加入我的团队，都源于我们对人类健康事业的责任。他们乐意与我并肩推动数字化智能化健康产业，为人类健康福祉而奉献力量。这是一个伟大的创举，而这份创举的核心价值所在就是要重新认识健康产业，重新定义健康产业。正如本书的书名，以及首届年会的主题，基调都保持高度一致。

今天，我们谈健康产业，还是集中在传统的医养和医药领域、养老领域，其他话题几乎少有触及。新科技不断涌现，健康产业的外延和内涵已经发生改变。我们对健康产业的认识也要与时俱进。

在烟台市的高度重视和积极推动下，我们最终在10多个城市的角逐中将国际健康产业论坛落户烟台，一方面是因为烟台市主要领导对健康产业的认识非常富有远见，发现了健康产业的巨大产业机会；另一方面是烟台在制药、医疗等产业基础雄厚，拥有48家上市公司、6个千亿级的产业集群。烟台的生态环境和气候、空气质量非常适合布局健康产业。

我曾经多次问过自己，现在还有什么产业可以从一张白纸画起，5到10年时间可以做到数百亿甚至千亿规模的？想来想去，还只有健康产业。的确，健康产业让我着迷的是，中国庞大的人口基数，以及庞大的市场缺口，我们在高端医疗、高端医疗服务、高端医疗机器人和医疗3D打印、人工智能、可穿戴、高端度假康养休闲等产业的产品还没形成气候，现在正是从上到下倍加关注的时候，健康产业在未来5年都仍将处在风口期。

在推动烟台健康产业布局方面，我们力主高端化、国际化，率先做好顶层设计，围绕顶尖科研机构和顶尖人才团队做文章。如果顺利的话，今年我们将可能促成世界百强大学英国利兹大学落户烟台，与烟台市政府共建利兹大学健康产业高等研究院，引进该校两三位涉及医疗康复机器人、人工智能、可穿戴的院士团队入驻烟台，从高端切入，推动健康科技产品的产业化。同时，我们将推动研究院与滨州医学院在专业人才培养、联合攻关等方面展开合作。在打造国际院士小镇方面，我们将引进利兹大学附属医院、滨州医学院共建一所国际性的高端度假疗养医院，布局医养产业。

充分发挥健康产业高等研究院牵引力作用，是集聚国际高端人才、高端科技的重要平台，而国际健康产业大会则是一个国际间的对话合作平台，通过这个平台可以认识世界级科研机构、科学家和企业家，同时也是他们认识我们的窗口，有了认识就会产生缘分，有了缘分加上中国巨大的应用市场，我们完全有可能群策群力把这个产业做起来。现在有意向加入我们健康科技创新团队的院士和专家非常积极。

有了两大平台（国际健康产业大会和健康产业高等研究院），我们再布局三大基地（专业人才培养基地、健康科技产业化基地、医养服务基地），健康产业雏形基本就有了。推进起来也就顺风顺水。

今年我还做了一件有意义的事情，那就是联合15个国家30位两院院士和诺贝尔奖获得者、图灵奖获得者发起创办了全球科技创新论坛（http://www.gstif.vip），目的是立足于粤港澳大湾区，助力全球第四大湾区科技创新。

下面我把国际健康产业论坛全球理事会卓越的朋友圈介绍给大家，在此向我们伟大的创始成员致敬！感谢他们的无私奉献！

国际健康产业论坛理事会是由 5 位英国皇家工程院院士、2 位加拿大皇家工程院院士、1 位新西兰皇家工程院院士、1 位瑞士皇家工程院院士、1 位日本工程院院士、1 位美国医学科学院院士、1 位澳大利亚医学科学院院士、5 位欧洲科学院院士、1 位土耳其工程院院士、1 位新加坡工程院院士、3 位德国工程院院士、2 位中国科学院院士、2 位中国工程院院士发起创办的非营利性的国际权威智库平台。

David Williams　英国皇家工程院院士、美国北卡罗来纳州维克森林再生医学研究所教授

Hannes Bleuler　瑞士工程院院士、洛桑联邦理工大学机器人实验室主任

Anders Lindquist　瑞典工程院院士、中国科学院外籍院士

Anthony G. Cohn　英国皇家工程院院士、利兹大学计算机学院教授

谢胜泉　新西兰皇家工程院院士、利兹大学医疗康复机器人中心主任

李琳　英国皇家工程院院士、曼彻斯特大学激光加工研究中心主任

戴尅戎　中国工程院院士、上海关节外科中心主任

Robert Zorec　欧洲科学院院士、斯洛文尼亚科学院院士、卢布尔雅那大学病理生理学教授

Rory O'connor　英国社会科学院院士、利兹大学康复医学院院长

Otthein Herzog　德国工程院院士、不来梅大学教授

Peter Sachsenmeier　德国工程院院士、牛津大学赫特福德学院教授

Suresh Bhargava　澳大利亚工程院院士、皇家墨尔本理工大学副校长

Paul Hodges　澳大利亚健康与科学院院士、澳大利亚国家健康与医学研究理事会教授

Kim Bennell　澳大利亚健康与医学科学院院士、墨尔本大学 NHMRC 首席研究员

Seeram Ramakrishna　英国皇家工程院院士、新加坡国立大学原副校长

Darwin Caldwell　英国皇家工程院院士、意大利热那亚理工学院副院长

任福继　日本工程院院士、欧洲科学院院士

Ethem Alpaydin　土耳其科学院院士、Ozyeğin大学计算机科学教授

Victor C. M. Leung　加拿大工程院院士、加拿大不列颠哥伦比亚大学教授

张志愿　中国工程院院士、上海交通大学附属九院前任院长

…………

写书不容易，做事业也不容易。从2012年进入3D打印、机器人这两个领域以来，有过惊喜，也有过辛酸，美好的愿景一直激励我砥砺前行。3D打印同行们为了理想和信念而执着，成就了我们彼此的坚韧。今天，我在健康产业打开一扇窗，是为了明天的一扇门。在20万亿健康产业的大蛋糕里，3D打印、机器人、人工智能的同行们将大有可为，既为了人民的福祉，人民享有高质量的健康服务，也为这个产业蓬勃发展而效力。

我看好3D打印、机器人、人工智能这些新技术，以及这些新技术与健康产业的深度融合。我相信奇迹会出现，黑马会不断显现。

虽然写这本书写作过程只花了半个月时间，然而我却足足准备了两年，才把这些沉淀下来的思路整理出来，也趁这个机会与大家一起

商榷交流。对于 3D 打印的同行们,我没有走远,我还在为这个行业的应用寻找新的突破。一个新兴技术的壮大需要我们很多人的共同努力。成功就在不远处,我们继续前行!

在此,向我的家人表示真心感谢!向兰湾智能科技和无限三维的同事们表达感谢,有了你们的支持,我才有机会静下心来认真读书思考和写书。向烟台市的主要领导和烟台高新区、烟台市商务局等有关部门同志的支持表示感谢!有了你们的支持,我们彼此成全,共同谱写健康产业新篇章!

感谢电子工业出版社的大力支持!这几年,我一共写过四本书,前三本书每本书都发行超过 1 万多本,这些离不开大家的辛勤工作!

健康是一项伟大的事业,也是我们全人类共同为之奋斗的事业,我们一起为人民早日过上更加健康幸福的生活而努力!

健康产业是一项新兴产业,正处于转型升级的关键时期,数字化是必然趋势。智慧健康产业,我们一路向前!

罗军

2019 年 9 月

反侵权盗版声明

电子工业出版社依法对本作品享有专有出版权。任何未经权利人书面许可，复制、销售或通过信息网络传播本作品的行为；歪曲、篡改、剽窃本作品的行为，均违反《中华人民共和国著作权法》，其行为人应承担相应的民事责任和行政责任，构成犯罪的，将被依法追究刑事责任。

为了维护市场秩序，保护权利人的合法权益，我社将依法查处和打击侵权盗版的单位和个人。欢迎社会各界人士积极举报侵权盗版行为，本社将奖励举报有功人员，并保证举报人的信息不被泄露。

举报电话：（010）88254396；（010）88258888
传　　真：（010）88254397
E-mail： dbqq@phei.com.cn
通信地址：北京市万寿路 173 信箱
　　　　　电子工业出版社总编办公室
邮　　编：100036